「職場ストレス」「仕事うつ」に強くなる

精神科医・医学博士
斎藤茂太

WIDE SHINSHO

本書は、二〇〇四年十月に小社より出版された
『「職場ストレス」「仕事うつ」に強くなる本』を
改題・補筆した新版です。

「職場ストレス」「仕事うつ」に強くなる◉もくじ

1章　まず「快ストレス」を身につける！

「日々のストレスをどうするか」は、人生の「分かれ道」　12
苦しいときこそ、まずは笑ってみよう　15
しかし、むりに笑うな！　「微笑みうつ病」がアブナイ　17
「ストレスに弱い自分」を自覚していますか　19
「呼吸が浅くなった」は、要注意！　21
何かのきっかけで引火する前に、「ガス抜き」をしておこう　23
仕事の順番は、自分なりのメリハリをつける　26
「お疲れの人」が危ない、月曜日の午前十時　28

2章　「仕事の不安」がストレスを育てる

ストレスの「産みの親」も「育ての親」も、自分の心である　32
仕事のやり方、その「完璧ぐせ」がストレスの元　34
仕事は「イヤにならない程度にがんばる」のがベスト　36
「心配したことは現実には起きない」、その確かな理由　38
同僚のストレスの「身代わり」になっていませんか　42
職場の行動学、まず「性格の既得権」を確保しよう　45
その「がんこなアタマ」が、自分のストレスを大きくする　47
「自分を守りたい人」ほど、小さなストレスを大きく感じる　49
「ストレスなんてぜんぜんない」と公言する人は、心臓病の危険が　52
ストレスを自覚できない人は、依存症になりやすい　54
身近に信頼できる人がいない人は、ストレスへの抵抗力が弱まる　57
イヤミや批判的なことばかり口にする人は、心が冷たくなっていく　59
もっともっとと欲張る人は、いつも「心が焦って」いる　60

グズグズしている人は、いつまでも何かに「引っかかって」いる　61
感情を爆発させる人は、心がスッキリすることはない　62
悲観的になる人は、自分で自分を苦しめることになる　63
ストレスへの抵抗力を高める、なかなか実行できない九か条　65

3章　部下のストレスは「上司しだい」である

上司しだいで、職場は「うつ連鎖」が始まる　68
こんな「四つのタイプ」の上司が、部下を苦しめる　71
上司よ！　部下には「安心感」を与えよう　75
「もっと私を見てください」が、部下の願いである　77
なぜ「イヤな上司」とも、うまくやろうと思うのか　79
上司とは「いかにつき合わないでいられるか」が、部下の知恵　81

部下のストレス操作は、上司の大仕事である 83
観察せよ！　「部下の変化」を見逃すな 86
仕事への「気負い」が、心の空回りになる 88
上司の「ひとこと」が、部下の心を軽くする 90
信頼している上司なら、部下はストレスを感じない 92

4章　ストレスがあっても職場は楽しい

ストレスがたまっている人ほど、よく「物忘れ」する 96
ストレスにふりまわされないための、私の三か条 99
「自分に期待する力」が、ストレスを寄せつけない 102
「一張一弛《いっちょういっし》」が、ストレスで自滅しないコツ 104
ストレスの原因は、ほとんどが「職場の人間関係」である 106

「似た者同士」ほど、嫉妬のストレスが生まれる 108
三、四歳下の同性の後輩とは「微妙なストレス関係」になる 110
職場では、「自分の役割」を上手に演じよう 112
「苦手な人を笑わせる」という野心を持とう 114
相手をアテにしないから、ストレスも生まれない 116
こんな「こまった人」との、ストレスを感じないつき合い方とは？ 121

5章 「うつ」になったら仕事のことは忘れよう

うつ病では、心の症状よりも「痛い、だるい」が先に現れる 126
多くの人が、「自分がうつ病」であることに気づかない 128
うつ病にある「おっくう型」と「イライラ型」 130
日常の生活の中で観察できる、うつ病の症状 132

うつ病の治療は、このように進んでゆく 134
うつ病は、家族とともに治していく病気である 136
病院へくる前に、やっておいてもらいたいこと 138
うつ病は治りにくい病気だが、必ず治る病気でもある 140
薬のことについては、正しく理解しておいてもらいたい 143
まず三か月間は、何よりも休養をとること 145
ものの考え方の「歪み」を治していく 148
デイケアによって、仲間や友だちを作る 150
もっと気軽に精神科を訪ねてみよう 152
天気のいい日には、散歩をしたくなる理由 158
植物系とのつき合いで、心はオープンになる 160
落ち込んでいるときは、暗い音楽を聴く 163

6章　なぜ「非まじめな人」ほど、仕事ができるのか

「いいかげん主義」で、胸を張って生きる　166
肩書きに縛られていると、「昇進うつ」「荷降ろしうつ」になる　169
「逃げ道」をたくさん作り、自分をリリースせよ！　172
仕事にのめり込む人ほど、ストレスに飲み込まれる　174
朝の「何もしたくない」は、うつ病？　176
ストレスから逃げろ！　「病気」は賢く、「人間」は愚か　178
「いい人」であることと引き換えに、ストレスをためている　180
「人のこと」が気になる人は、理想のエゴイストを目指せ　183
「人生は実験のくりかえし」と心得よ！　186
より「いいかげん」に！　元気な「いいかげん」のススメ　188

1章　まず「快ストレス」を身につける！

「日々のストレスをどうするか」は、人生の「分かれ道」

うまくいっているときは何をやってもうまくいく。一方、うまくいっていないときは何をやってもうまくいかない。私の経験も含めていえば、長い人生のうちには、そういうサイクルがある。

うまくいく→気持ちが前向きになる→積極的に物事に取り組む→気持ちが充実しているから、また成功する……というライフサイクル。

うまくいかない→気持ちが落ち込む→あせって、どうにかしようとする→気持ちが空まわりして、また失敗する……というライフサイクル。

さて、ストレスというと悪者扱いされがちだが、実際には「快ストレス」「不快ストレス」に分けられる。「不快ストレス」というのは、一般的にいわれている「ストレス」とほぼ同義であり、人生にマイナスに作用するもの。

では、「快ストレス」とは何か。こちらは「人生のエネルギー源としての善玉ストレス」といったらいいかもしれない。負担にならないレベルのストレスによって、物事に対して「前向き」「積極的」に取り組み、人生にプラスに作用する。

前者の場合は、身のまわりが多少あわただしく忙しくなっても、それは「快ストレス」だから気にならない。むしろ、いっそう気持ちが盛り上がって、やる気が出てきて、人生もうまくまわり出す。

しかし後者のサイクルに一度入り込むと、そこから抜け出そうにも、簡単にはいかない。もがけばもがくほど「不快ストレス」がたまり、そのまま突き進んでいくと、うつや心身症への危険水域にわが身を置くことにもなる。

どちらのサイクルに身を置くかによって、結果は「雲泥の差」となるわけだが、このふたつは、じつは入口のところではあまり差がない。当初は、自分がどちらのライフサイクルへ歩み出しているのか自覚することもできず、気づいたら「こういうことになっていた」ということが多いのだ。

私たちの身には、知らず知らずのうちに危険が迫ってきている……と書いたら大げさかもしれないが、少なくとも私たちは、自分の責任において、自分の人生が「よくないサイクル」に入らないようにしなければならないように思う。そのためにも、ふだんからストレスを「快ストレスへ転換する工夫」を心がけておかなければならないということだ。

たとえば、「よく笑う」ことを習慣がけるのも、この工夫のひとつで、それは自分を「不快ストレス」に落ち込ませない環境作りといえる。

朝、出かけるときに、財布を置き忘れてきたことに気づく。ここで「失敗しちゃった」と笑って、軽く受け流してしまうことができるか。「ああ、もう！」とイライラした気持ちになるか。日々の小さなトラブルにどのように対処するか……こういう、ちょっとした気持ちのあり様が「分かれ道」となる。

笑いには、ストレスを快ストレスへ転換する力がある。いいライフサイクルに私たちを導いてくれる力がある。

苦しいときこそ、まずは笑ってみよう

気持ちよく笑っていると、脳の中にベータ・エンドルフィンという物質が分泌される。これには精神を緩和させる働きがあり、そのうちに気持ちがゆったりとし、ゆとりが生まれてくる。また、気持ちがゆったりすることによって、血圧が下がり、心臓病や脳梗塞のリスクも軽減される。

笑っているときには、知らず知らずのうちに身体のあちこちの筋肉を使っている。とくに腹筋の運動は、便秘の解消にもつながる。よく笑う人ほど、日々快便である。また、全身の筋肉が運動することによって、心地よい疲労感が生まれ、眠気を誘うのだろう。寝つきもよくなる。

映画の「男はつらいよ」では、店の奥の座敷での、晩ごはんを食べ終わってからの寛ぎのひとときの場面がよく登場する。寅さんの冗談に家族みんなで大笑いをするのだが、そうしているうちに寅さんが目をこすり始め、「さあ、ここらでお開きにしますか」と二階へ上がっていく……つまり人というのは、大笑いしていると自然に眠たくなってくるのだ。

笑うことによってナチュラルキラー細胞という、ガンをやっつけてくれる細胞が活性化するという研究報告もある。ある喜劇を見る前と見た後で、それぞれ血液を採取して調べたところ、見た後のほうがナチュラルキラー細胞の数が多くあったという。

「笑うこと」は、心身の健康に直接つながっている……これが、楽しいときには当然のこと、「苦しいときにも笑っていよう」を私がモットーとしている理由でもある。

第二次世界大戦中のイギリスでの逸話。ナチスの爆撃によって、ある百貨店の入口が崩壊された。次の日、百貨店の従業員は、店の前に「入口を広くして、お待ちしております」という看板を立てたそうだ。

苦しい状況にあってこそ、笑いが必要だ。この話が、当時のイギリスの人たちの心をいかに慰めたことか、また勇気づけたことか。

しかし、むりに笑うな！「微笑みうつ病」がアブナイ

「微笑みうつ病」について書く。これはうつ病といっても、うつ病の一歩手前、うつ病になりかけている人によく見られる症状だ。

温厚な性格で、マジメで、働き者。人には明るい顔で接し、頼み事をしても、むげに断ることもなく、笑顔で引き受けてくれる。だから、信望も厚い。

あなたの仕事場にも、こんな人がいるのではありませんか。

上司や同僚たちは、その人を「ストレスなんてひとかけらもない人」と評価しがちだが、実際には、表情とは裏腹に、その人の心はクタクタに疲れきっているというケースも多い。

洗面所にいるとき、昼休みに屋上にいるとき、仕事が終わって会社から一歩外へ出たとき……など、人が見ていないところで、それまでの表情が一変して、精気が抜けたよ

うな顔になる。いきなり「あー、もうっ」と奇声を発し、自分なりのストレス解消を試みるが、十分ではない。

たまに、上司や同僚から「疲れているみたいだね」と声をかけられても、「だいじょうぶです」と、すぐに笑顔に戻る。心の中はそうとう擦り切れているのだが、「人に心配をかけたくない」から、作り笑顔を見せているわけだ。

これが習慣のようになって、どんな人に対しても笑顔を見せる人もいる。こうなると笑うことはストレス解消になるどころか、ストレスの種になり、それが高じて、重症のうつ病にまでなることも珍しくはない。

さて、自分の笑顔が心からの笑顔なのか、心とは裏腹の笑顔なのか。まずは、「自己判断」をしてもらいたい。もし「むりに笑っている」という心当たりがあったときは、まず休息をとることを優先したほうがよい。

職場ではどうにか笑顔でいられるが、家に帰るともう精根尽き果てたといった状態で食事もできず、風呂に入るのもおっくうで……ここまでくると「微笑みうつ病」もかなり進行していると思ったほうがいい。とり急ぎ、専門家に相談するのが正しい対処だ。

「ストレスに弱い自分」を自覚していますか

体質的にストレスに敏感な人がいる。たとえば「白衣高血圧」というのがある。もともとは高血圧ではないのに、健康診断などで血圧をはかるときになると急に血圧が上がってしまう。これが「白衣高血圧」だ。看護士や医者の白衣を見ると緊張して……というわけだ。

大勢の前に出ると、人並み以上に緊張してしまうという人。結婚式の受付の記帳で、人に見られていると思うと字がうまく書けなくなる、手がふるえるといった人。こういう人たちも、ストレスに敏感だといっていい。

「敏感」とは「弱い」ということだ。ある人と同じ仕事をしているのに、自分だけが胃が痛くなってくる。自分だけが肌荒れがひどい。疲れるのも早い。人よりも長く休みを取らないと、体調が戻らない……といった症状となって出てくる。

こういう人たちは、ふつうの人よりもストレス管理には十分注意しておくほうがよい。まず大切なことは、「私はストレスに弱い」ということを自覚しておいて、むりはしない、「アイツには負けられない」などと、へたな競争心は起こさないことだ。

人のことは人のこと、自分のペースを乱さないように心がけること。家には仕事を持ち帰らない、どんなに忙しくても徹夜はしない、土日はゆっくりと休む、といったように自分なりのルールを作っておくのがよい。

リラックス法を考えておくのも大切だ。ゆっくりとお風呂に入る、ハーブティで気分を落ち着ける、瞑想の時間を持つ、これも自分なりに工夫してほしい。

肌の弱い人が日傘をさしたり、保湿剤を塗ったりしてスキンケアをするのと同じで、ストレスに弱い人も、それなり自分の心をケアする「対策」を講じておくこと。

また当たり前のことながら、年齢とともに人はストレスに弱くなっていく。若い頃は、多少むりなことをしても平気だったという人も、四十歳過ぎる頃からそうはいかなくなる。ストレスでまいってしまう人には自分を過信している人が多いものだ。「自分は、このくらいことはだいじょうぶ」と思い込んでいる。そのためにストレスへの予防策を怠ることにもなり、心を患うことにつながってゆく。気をつけたい。

「呼吸が浅くなった」は、要注意！

もっとも手軽なストレス解消法といえば、深呼吸だろう。どこででもできる。いつでもできる。人の目をはばからずにできる。

深呼吸にはリラックス効果がある。ゆっくりと、深く呼吸することで副交換神経の働きが高まって、心身がリラックスした状態になるのだ。

ところで、朝から晩までイライラするような生活をして、心身にストレスがたまってくると、知らず知らず呼吸が浅くなっている場合がある。口を少し開けて、肩や胸だけでハーハーという感じでする呼吸。そういう呼吸法は、それでなくてもたまっているストレスをさらに増大させる。

とくに脳に影響する。脳が活発に働くためにはたくさんの酸素が必要なのだが、十分な酸素が得られないために生あくびが出てくる。

逆のいい方をすれば、気づいたら口をポカンと開けている。仕事をしながら、テレビを見ながら新聞を読みながら、気づいたら口を開けて、口で呼吸をしている。また生あくびが出る、といったことが多くなったときは、そうとうストレスがたまっているという危険信号であるともいえる。

また、ふつうであれば呼吸は鼻でしているのが一般的なのだが、これが口でする呼吸が多くなるために、唇が乾く、のどが痛くなるといった症状も出てくる。

こういう人は、ふだんから意識して呼吸をゆっくりと深くするように心がけておくほうがいい。鼻でする、腹式呼吸。息を吸ったり吐いたりするのと連動して、お腹をふくらませたりへこませたりするのは腹式呼吸だが、この呼吸法によって正常の呼吸に修整されていく。鼻で息をするのは、空気中の体に悪いものが体内に取り込まれるのを遮断するという意味もある。

腹式呼吸のコツは、息を吐く時間を長くすること。長い時間をかけて息を吐き出す。姿勢も大切だ。姿勢が悪くなると息が浅く、口呼吸になりやすくなる。

休憩時間、ちょっと時間があいたとき、仕事に疲れたときなど、背筋を伸ばして腹式で深呼吸を何度か繰り返す。そういう習慣を作ってみよう。

何かのきっかけで引火する前に、「ガス抜き」をしておこう

仕事中のちょっとした息抜きに、どんなことをするか。これは人それぞれで、見ているとまことに面白い。

■椅子から立ち上がって、窓際へいって外を眺める人
■飲み物をひと口飲んで、首をぐりぐりまわし出す人
■万歳をして、大あくびをする人
■横にいる人に、笑い話をする人
■トイレへいって、身だしなみを整えてくる人
■机の引き出しから週刊誌を取り出して、一心不乱に読み始める人

……仕事にうるさい上司ならば、ひとこと注意したくなるかもしれないが、これは心の健康という意味から考えれば、けっして悪いことではない。

ストレスが心の中に充満して何かのきっかけで引火してしまう前に、こまめにガス抜きをしておくこと。「ためない努力」、これをしない人、できない人が、仕事が終わってからまっすぐ家に帰ることができずに、ついフラフラと酒場に立ち寄る。ここで一気にガス抜きしようとするから酒量も増え、泥酔して、次の日後悔の念にさいなまれ、また新たなストレスをためる……といったことのくりかえしになる。

疲れやストレスは、一気に解消しようとするのではなく、こまめに解消していくことがコツである。

もちろん首をぐりぐりまわしたからといって、肩と心にたまった疲れが一気に吹っ飛ぶわけではないが、「これで、あと二、三時間はがんばれそうだ」という気持ちになれる。これだけでも、少しは「ストレス軽減」となる。

あるいは、ここで大切なのは「思い込み」かもしれない。心理学に、プラシーボ効果というのがある。医者が「これは、あなたの病気に効果がある薬です」といって、ただのビタミン剤を渡す。ビタミン剤だけではもちろん効果は期待できないのだが、患者さんが「これは効く」と思い込んで服用すると、病状が改善することもある。これがプラシーボ効果だ。ちなみに、「プラシーボ」とは偽薬の意味。

その気になれば、その気になったことが起こるもの……だからこそ、「首をぐりぐりまわすだけでも、肩と心にたまった疲れが吹っ飛んでしまう」と自分で思い込んでおくことが大切だ。

自分なりの「これをすれば、楽になる。心がすーっと軽くなるんだ」というものを持っておくことが、不快ストレスにやられない準備となるのだ。

仕事の順番は、自分なりのメリハリをつける

午前中は仕事に集中できるが、午後、お昼ごはんを食べた後は三時くらいまで、なんとなくボーッとしてしまう……だれでも、そういう傾向がある。これは、一日の中でも、調子のいい時間帯、調子の悪い時間帯があるということだ。

ストレスという観点から考えれば、調子の悪い時間帯には、「むりをしないこと」と、アドバイスしたい。

水泳選手は、今日は「水に乗れた」「水に乗れなかった」といったことをいう。この「乗れた」というのは、それほど力を入れなくても、体がすいすい前へ進んでいくこと。反対に「乗れない」ときは、懸命に手や足を動かしても一向に体が進んでいってくれない。「あれ、こんなはずではない」とイライラして、さらにむりをしてがんばってみても、体が重く感じ、ふだん以上の疲れがたまるという。

午後のひとときというのは、この「乗れない」時間帯と考えて、あまり根を詰めるような仕事、ミスが許されないような仕事はしないこと。そのような仕事は午前中に片づけておいて、午後は、たとえば得意先へ挨拶にいく、それほど重要ではないミーティングの時間にあてる、といった工夫をしてみてはどうか。

午前中で大切な仕事が片づかなかった場合は、ひとまず午後三時頃になるまでその仕事は横に置いておいてもいいのではないか。午後三時からは、また集中力が増してくる時間帯である。しかし七時頃になればまた集中力がにぶってくる。

私たちの体内には、そういうリズムがあるのだから、夜遅くまでだらだらと残業をするのではなく、仕事が途中であってもパッと切り上げて次の日の午前中に持ち越してしまうほうが、よけいなストレスはたまらないともいえる。

調子のいい時間帯に集中して仕事をすると決め、一日のリズムに合わせてメリハリをつけることが「今日のストレス」を明日に引きずらないコツである。

「お疲れの人」が危ない、月曜日の午前十時

一日のリズムに合わせて午前中のうちに目一杯がんばっておこう……と述べた直後にこんなことを書くのは気が引ける。

じつは急性心筋梗塞、脳梗塞、あるいは突然死が発生する確率は午後よりも午前中のほうが高い。午前中は「危ない時間帯」でもあり、とくに午前十時に発生することが割合が多い。では、なぜ危険になってしまうのか。

人体には自律神経というシステムが備わっている。自律神経には交感神経と副交感神経があって、副交感神経は夜眠っているときに心身の疲労回復のために作用する。反対に交感神経は日中盛んに活動するために作用する。

眠っているときは、この副交感神経によって血圧や心拍数、血糖値が下がった状態にある。ところが目覚めとともに作用し出す交感神経の働きによって上がり始め、それに

ともなって、ぼんやりしていた頭もスッキリし、目もパッチリ開き、心身が緊張してくる。この緊張感のおかげで、朝から仕事にも集中できるのだが、これは「健康な人」のことである。

日頃からストレスをため込んでいる「疲れている人」にとっては違う。

交感神経の働きが、日頃の疲れが十分にとれていない人にとっては強く働き過ぎる結果となり、いってみれば「疲れた体に鞭打つ」という状態になることが多いのだ。血圧が必要以上に上がり、心臓がドキンドキンいい出し、血糖値も上がり……その頂点に達するのが、目覚めてからだいたい四時間後、午前十時頃にあたるわけだ。

とくに休み明けの月曜日が危ないといわれている。その理由は、会社での緊張感にまだ心身が十分に慣れていないうちから、「よし、がんばるぞ」と意気込み、よけいに負担が大きくなる……そういう図式になっているからだ。

休日には、まず十分に休養をとること。「休養」というのは仕事のことはいっさい考えず、自分にプレッシャーをかけないように過ごすということだ。

そして休日明けの日は、「ゆっくり、ゆったり、マイペースで」と自分にいい聞かせながら仕事にあたることだ。「月曜日のスタートダッシュ」は禁物である。ゆるゆると調子を上げていこう、そのくらいの気持ちで出勤するのがよい。

どんな仕事にも「締切」がある。それは、好むと好まざるとにかかわらず、時間との競争を強いられているということでもあろう。この「時間との競争」が不快ストレスのおおもとになっているようにも思う。これに勝ちたいからといって、がむしゃらにスタートダッシュしたのでは、よくないサイクルに入ってしまう。

ここは、「ゆっくり、ゆったり、マイペース」を心がけて、快ストレスを自分の心身にたぐり寄せるような気持ちで始めるのがいいようである。

2章　「仕事の不安」がストレスを育てる

ストレスの「産みの親」も「育ての親」も、自分の心である

プロ野球の選手で、それまで六番を打っていた選手が四番打者に抜擢されたことによって、それまで以上に活躍する人がいる。一方で、四番打者の重圧に押しつぶされて、まったく成績がふるわなくなってしまう人もいる。

あるいは仕事に実績のある女性にしても、結婚することによって心身ともにさらに充実し、仕事の幅を広げていく人がいる一方で、結婚したはいいものの、その後の実際の生活が苦痛になってきて、仕事にも私生活にもマイナスに影響してしまう人もいる。

同じ抜擢、同じ結婚であっても、そこからステップアップできる人もいれば、何物かに押しつぶされてしまう人もいる。これはストレスに強い性格があるということ、そして、ストレスをためやすい性格、ストレスにつぶされてしまいやすい性格というのがあるということだろう。

さて、「ストレスをためやすい性格」というのは、次のとおりだ。

■生《き》まじめ、クソまじめな人
■心配性で、取り越し苦労の多い人
■おとなしくて、人の頼みを断れない人
■がんこな人、自分を守りたい人

この四つのタイプの人たちは、他の人なら「小さなストレス」として、すぐに忘れてしまうようなことを深刻に受け止め、自ら大きなものにし、やっかいなものにしてしまう傾向があるように思う。

「1」のストレスを「3」に受け止め、自分の心の中で知らず知らずのうちに「5」にいい、育てている……そして、自分を責める。心の中に大きなストレスを抱えるのは、この「自分を責める」という行為だ。

ここでは職場における人間関係から生ずるストレスについて考えてみたい。

あなたがどんな性格の人であっても、「ものの考え方」のコツをつかめば、ストレスをプラスの方向へ力が働くように持っていけると、まず心得ておいてほしいのだ。それは、自分に快ストレスを取り込む方法ともいえる。

仕事のやり方、その「完璧ぐせ」がストレスのもと

「まじめな人」というのは、仕事にも人にも誠意を持って取り組む人であり、ものの考え方にもバランス感覚が利いていて、職場においても信頼される存在といえよう。こういう人は、ストレスはあっても、そのために「苦しむ」ことは少ないと思う。

では、「生まじめな人」「クソまじめな人」といわれる人たちはどうだろうか。

この人たちの特徴的なところは、仕事や人に対して、自分なりの「完璧さ」を求める姿勢であり、小さなことへの「こだわり」であろう。完璧にやろうとすること、こだわりを持つこと、その思いは得難いものだ。しかし、その人の心の中をのぞいてみると、状況によっては、これが「欠点」となることも多いようだ。

ある種の「芸術家肌の人」ともいえるのだろうが、自分のイメージする「仕事の段取り」「仕事の成果」「仕事の高水準」を求めるがゆえに、いつもイライラさせられる傾向

がある。実際の仕事の現場においては、「自分の思い通りにできた」ということは、誰にとっても、ほとんどないことだろう。普通の人は、ここで「まあまあだな。また、次がんばればいいや」と思って、気持ちは一件落着する。「理想の姿からみれば、現実なんて足りないものだらけ」という、いい意味での諦観を身につけている。

ところが、「生まじめな人」「クソまじめな人」というのは、イメージどおりにできない自分を責め、「何か足りない」「ここが、ちょっと失敗した」「あそこがなあ」などと、マイナスな部分ばかりが気になる。

その仕事の「うまくいった部分」にも目をやればいいのに、「足りない部分」ばかりに目が行くために、つねに「自己評価が低い」。そして、心の底には、いつも「自分は、なんてダメな人間なんだ」という思いがある。自分への要求レベルが高過ぎるがゆえに、いつもマイナスの自己評価にしかならない、ここが「欠点」だ。

ひとつの仕事が終われば、普通なら、やり終えた満足感や「心が晴れる」といった経験をするものだが、この人の心の中には「くよくよ感」が生まれるのだからつらい。

仕事は「イヤにならない程度にがんばる」のがベスト

「完璧であること」「こだわりを持つこと」を仕事のモットーとしている人は、知らず知らずのうちに自分を追い込んでゆく。

このような要因で生まれたストレスの弊害は、「いつまでも仕事に自信を持てない自分」を、自分で作りあげているというところにあるように思う。その「幻影」に、自分が取りつかれて、そこから一歩も踏み出せないでいるようだ。このような人に贈る「仕事のやり方の三か条」は、次のとおり。

■仕事は完璧にやってはならない（知らず知らずのうちに視野が狭くなるから）
■仕事に入れ込んではならない（そのうちに働くのがすっかりイヤになるから）
■仕事はミスがあってこそ楽しい（トラブルは怖くないと思えるから）

……ということだ。かっこの中は、その簡単な理由だが、最後のものについては補足したい。仕事のミスがあれば、必ず「トラブル処理」をしなければならない。その過程において、上司に叱られたり、プライドを傷つけられたり、同僚に相談したり、自分でアイデアをひねり出したり、なぜミスが起きたのかと思い出してみたり……たった一つのミスを処理するのに、たいへんなエネルギーを要する。

初めは面倒くさく感じるかもしれないが、まあ、二、三回のミスをすると、トラブル処理の「落としどころ」に、カンが働くようになるものだ。そうなれば、ヘンな言い方になるが、ミスがあっても安心である。ミスが怖いものではないことがわかれば、仕事ものびのびやれるではないか。

さて、「生まじめな人」「クソまじめな人」には、

「働くだけが人生ではありませんよ！　仕事に心を取られなさんな！」

といっておきたい。仕事も大切だが、家族も大切、友人も大切である。仕事とは関係のない人とのつき合い、それがまた、次の仕事へのリフレッシュ効果となる。

この人たちによく見られるのは、がんばり過ぎて、ストレスをためるだけため、ついにキレて、「もういい、辞める」という結論になりやすいところだ。

仕事は、「イヤにならない程度にがんばる」のが正しい考え方である。

「心配したことは現実には起きない」、その確かな理由

仕事においては、「慎重であること」「用心深くあること」は、とても大切な資質だ。仕事の成果を上げるために「不安要素」「不確定要素」を取り除いてゆく作業は、このような資質の持ち主が適任であろう。

しかし、この人たちが皆、心配性でストレスをためているかといえば、おそらく、そうではない。

むしろ、仕事を成功させるために、とてもポジティブな考え方のできる人で、おそらく、深刻になるほどのストレス体験も少ないはずだ。

この「慎重な人」「用心深い人」と似ていると思われがちだが、実は、まったく逆の性向を持っているのが「心配性の人」である。

心配性の人というのは、みずから「仕事の心配の種」を見つけて、「ああなったらど

うしよう、こうなったらもう会社を辞めるしかない」などと考えることが癖になっているように見える。これでは、日々、心が休まることがないだろうと同情する。

知人の女性は、これから自分の身に起こるかもしれない先々のことを想像すると、夜も眠れないと訴える。この女性は、職場でも、

「あの郵便物は、先方にきちんと届いたかしら。もし事故が起きて届かなかったら、どうしよう。いえ、届いたにしても、先方の郵便物の仕分け担当の人がミスすることもあるわ」

「この書類は大切だから、ファイルブックを二冊つくって、一つは極秘にしておこう。いえ、もう一冊つくって、自宅でも管理しておこう」

などと考えて、頭の中は「もし○○だったら」という心配ごとでいっぱいになっている。けれども、その分、目の前の仕事には集中できないでいる。心配すること自体が、心のエネルギーの浪費ともいえるし、また、そのために物事を決められないというイライラが重なって、心のストレスはより大きなものになっている。

心配性の人の「欠点」というか、困ったところは、何の根拠や理由もないのに、つい心配する、気になって仕方がないというところだ。そのために、わざわざ先方に確認の

電話を入れたり、一日に何回もファイルブックを確認したり、自分で自分の仕事を増やしているように見える。

この心の底には、おそらく、ミスを極端に恐れる心理があるのであろう。しかし普通の人は、日本の郵便システムはもっと信頼しているし、同じファイルブックを三冊も保管しようとは思わない。

このような行動は、「慎重な人」「用心深い人」とは、明らかに違う。

なぜ、こうも想像力を働かせて、しかも、悪いほうにばかりいくのか。自分の力でネガティブな想像力を豊かにし、心の中ではいつもびくびくしている……要は、自分が自分の心にストレスをかけて、自分を追い詰めているのである。

また、心配性の人は、心配することによって、心の安心を得ているという面もあるようだ。大きな不安を払拭するために、「根拠のない心配の種」を探し、ひたすら心配することによって、大きな不安のほうは忘れていられる……という図式だ。

「心配性の人」は、まず、ネガティブな想像力をやめるところから始めてみよう。

■心配したことは現実には起きない（実際、自分が乗った飛行機は落ちたことがない）

■「心配は一日一回」と決める（それでも一年で三百回以上だ）

■根拠のない想像力は、「ウソ」である（「狼が来るぞ」の少年は、どうなったか）

……この三か条を覚えていれば、知らず知らずのうちに「取り越し苦労」をする癖もなくなる。「心配の種」が見つかったら、この三カ条を唱えること。

そして、目の前の仕事に没頭することだ。仕事に懸命になればなるほど、「心配の種」のことは頭から抜けてゆく。その分、ストレスは軽くなる。

同僚のストレスの「身代わり」になっていませんか

何かを頼まれるとイヤといえない人は、どこの職場にもいるだろう。上司からの指示ならともかく、先輩や同僚に「ちょっと頼むよ、これ明日が締め切りなんだよ」といわれて、「はあぁ」と、返事なのか溜め息なのか判別できない反応をする。

この人は普段から、おとなしく、自己主張しようとすると口ごもる。人の頼みを受け入れる「やさしい人」と思われているが、その実態は、人に嫌われることを恐れる「気の弱い人」である場合が少なくない。

要は、気が弱くて「断れない」から、意に沿わないことでも「引き受ける」という立場に置かれるのであろうが、これは、返事をした時点で、すでに大きなストレスになっている。

「断りたい」のに、断れない……そのときの心理は、おおまか、次の四点だ。

■人が困っているときには助けよう（ボランティア精神は大切だ）
■「断る」と、相手が気を悪くする（人を不機嫌にさせるのはイケナイことだ）
■「断る」と、イヤなやつと思われる（これまで「いい人」で通っているのに）
■上手な「断り方」を知らない（断った経験がないのでわからない）

どのような理由であれ、「断れない」ことによってストレスをため、その重さに自分が押しつぶされることになるのであれば、きちんと「断る」のがよい。

「引き受ける」ことによって自分はストレスを抱え、相手はストレスが軽くなるというのでは、相手のストレスを自分が肩代わりしているという図式になろう。あなたが「身代わり地蔵」にされるのでは、間尺に合わない。

はっきりイヤとはいいづらいのであれば、相談の形態をとって、

「協力したいんだけど、私もいま急ぎの仕事を抱えている、どうすればいいかしら」

と、腕曲に断るのが無難だろう。

また、「無言で顔をしかめる」というのも効果があるかもしれない。表情で相手の要求をやんわり拒絶する。

「断れない人」に共通するのは、人に何かを「頼めない人」でもあるというところだ。

その心理は、断れない心理を反転したもので、

■いくら自分が困っているからといって、むやみに人に「頼ること」は、いけない

■「頼む」と、相手は断りづらくて困るだろう

■「頼む」と、自分が図々しいやつと思われる

■上手な「頼み方」を知らない

……となる。「断れないし頼めない」というのでは、職場の人との関係があまりに一方的だ。あなたは「いい人」になり過ぎるのと引き換えに、たくさんのストレスをためているのである。

ここでいいたいことは、あなたも「頼み上手」になりなさい、ということ。これだけで、ストレスはスーッと抜けてゆく。しかも、職場の人との関係もよくなる。

職場の行動学、まず「性格の既得権」を確保しよう

これは仕事のストレスというよりは、職場における人間関係のストレスであろう。同僚といい関係でいたいがゆえの「忍耐とがまん」を、いつまで続けるのか。

もう一つ。「性格には既得権がある」ことは、知っておいてもいいだろう。

「あの人は断らない人」という性格が職場の人に浸透しているから、あなたは頼まれやすい存在なのである。けれども、一度、「いいえ、断ります」といえば、周りの人は、「あの人は断る人」という認識を持つ。

「断られた」からといって、職場の人が、あなたを嫌うことはない。ただ、「あの人は、断ることもある人だ」と、認識が変わるだけで、いまのままのつきあいはつづく。気を強く持って、「断ること」をお勧めする。

そうやって、相手に「断られることに慣れてもらう」という環境づくりをすることが、

とりあえずの手法のようにも思う。もちろん「何かを頼む」というのも効果がある。「あの人は断ることもあれば、頼むこともある」……職場の人に、そういう人だと思われることが大切だ。そうやって、自分の性格に「既得権を与える」という行動をしてみてはどうか。

人から何かを頼まれて、イヤともいわず、イイヨともいわず、あやふやな言動に終始しては、「あの人って、いつもその場限りの返事しかしないから、あてにならないのよ」と思われて、かえって関係が悪くなる。

「はっきり断り、きちんと頼み、すっきりつきあう」のが、お互いにストレスを感じることのない、人と人とのベストの関係のように思う。

その「がんこなアタマ」が、自分のストレスを大きくする

「がんこな人」というのは、信念の人のように見える。その分、尊敬に値する人のようにも思えるし、職場では「一目置かれる存在」となりやすい。

けれども、信念というものは、もともとが、その人の「個人的なもの」でしかなく、その思いがいくら強かろうとも周りの人から見れば、とくに価値のあるものでもないというのが実体である。

そういう理由で、自分の信念を周りの人に押しつけようとすれば、必ず迷惑そうな顔をされ、そのうちに敬して遠ざけられるようになるわけだ。

もうひとつ。「信念の強い人」の心の中というのは、案外「弱い」ものである。その言動には「強さ」を感じるけれども、それは一本の細い木が突出していて、その「突出した部分」だけを思い込み、周りの人も、そこだけを見ているからである。必ずしも、

底辺が磐石なピラミッドのような形をしているわけではない。

「がんこ」というのは、そんな「弱い自分」を護るために、他の価値観を認めたくない……そういう手法によって自分を「立たせている」といった一面もある。他のものを寄せつけたくない、そのハリネズミのような姿が、心のストレスになる。

「自分を守りたい人」ほど、小さなストレスを大きく感じる

職場における「がんこな人」には、二種類の言動がある。

一つは、仕事の段取りなどで、自分の思いどおりにならないことがあると、「ばか、なにやってるんだ」と、声を張り上げる人だ。この言動自体が過剰なストレスを自分にかけているのであり、同時に、周りの人にも「恐怖」というストレスをばらまいている。カーッとなって心筋梗塞を起こさないことを願うばかりだが、このような「がんこ」は職人の世界ではよくあり、大将から弟子に「教える」「伝える」という意味合いもお互いにわかっているから、そのストレスが長引くことはない。

もう一つは、自分の思いどおりにならないことがあると、ひたすら無口になり、ただ鼻息だけは荒く、表情だけで「憤っている」人である。自分の意見を主張するならまだしも、何もいわないから困る。

これは幼児性の強い人で、職場の空気を長時間にわたって「緊張を強いる」というストレスを与えている。職場の人も、明るい声で話すことがはばかられ、小声で打ち合わせをするといった状態になる。気軽に話しかけることもできず、その人の心中を察しながら、腫れ物にさわるかのような対応を強いられる。同時に、本人も、心の中ではイライラして、自分にストレスをかけている。

「がんこな人」というのは、自分の意思で他の人との距離を置いているようにも見える。それは、他の人によって、自分の信念（一本の細い木）が曲げられたり折られたりするのが怖いからであろうか。

他の人と距離を置いておくことは、自分のストレスを小さくしていられる方法のように思われがちだ。

少なくとも、他の人から「押し込まれる」というストレスからは逃れられるだろう、と。そのうえで、誰にも邪魔されずに自分の信念のままに、自分のペースで仕事をすすめることもできるだろう、と。

ところが実際は、自分の「一本の木」にこだわるばかりに、職場の人とのちょっとしたトラブルがあっただけでも、「押し込まれた」ような気分になり、憤り、自らのストレスに苦しむことになる。いずれにしても、このままではストレスをためるばかりで、いつも欲求不満、不機嫌な仕事をすることにもなろう。

みずからのストレスを軽くするには、他の人の価値観も少しずつ受け入れ、「木に根を張らせよう」とする気持ちが大切だろう。「ピラミッドのような形にしたい」……そういうイメージづくりから始めてみるのがいいのではないかと思う。

「ストレスなんてぜんぜんない」と公言する人は、心臓病の危険が

アメリカのフリードマンという医者が、面白いことを発見した。心臓病の外来では、待合室の椅子がすぐに擦り切れる。新しいものに取り替えても、またすぐに傷む。なぜだろうと観察していると、患者たちが待ち時間にじっとしていることができず、イライラした様子でしょっちゅう椅子から立ち上がったり座り直したりしていたことがわかった。そのために傷みが激しかったのだ。

そこから心臓に疾患を持つ患者には、ある特徴的な生活態度があることがわかった。これが「タイプA行動パターン」と呼ばれるもので、およそ次のような特徴がある。

……野心的。出世欲、競争心が旺盛。多忙。いつも時間に追われている。一度に、たくさんの仕事を抱え込む。高い目標を掲げ、自らに厳しいノルマを課し、それを達成するために意欲的に行動する。落ち着きがなく、いつもイライラしている。じっとしてい

ない。動きまわっている。気が短くて、早口。大げさな表現、挑戦的な言動が目立つ。猜疑心が強く、警戒的。神経質で、それを露骨に態度に出す。

人に対しては「負けず嫌い」で、自分の弱みを見られたくないという気持ちが強く、なかなか正直になれない。ストレスでつらいのに「ストレスなんてぜんぜんない」と平静を装い、そのうちに自己暗示にかかり、そう思い込む。そのために、慢性的に心臓に過重な負担がかかっているのだが、その自覚がない。

たまに、心臓をギュッと鷲づかみされたような「一瞬の痛み」を感じる人は要注意。

さて、ここでは「自分にはストレスなんてない」「まだ疲れていない」と思っても、定期的に休む時間を作る習慣を持つことをおすすめする。建築現場の大工さんの仕事を見ていると、必ず午前、午後に一回ずつ三十分ぐらいの休憩を入れている。ストレスがあろうがなかろうが、疲れていようがいまいが……そんなことは関係なく、ともかく休憩が仕事のスケジュールのひとつとして予定されている。これが大工さんが経験で身につけた、現場で事故を起こさない方法なのであろう。

ストレスを自覚できない人は、依存症になりやすい

それまでは仕事一辺倒の生活だった、ある会社の重役は、五十歳をだいぶ過ぎてから小唄を始めたという。取引先の相手から誘われ、仕方なく始めたのだそうだが、これがあんがい楽しく、週に一回の稽古に通うようになった。すると、以前から仕事中に動悸がすることがたびたびあったのに、いつの間にか、そんな症状は消えたという。小唄の稽古が、いいストレス解消になったのだ。

これが仕事とは関係のない何かの楽しみ、趣味を作っておくことの効用である。いくら「自分にはストレスなんてぜんぜんない」と思っていても、知らず知らずのうちにたまったストレスは必ず何らかの形になって現れる。

たとえば、「そういえば最近、お酒やタバコの量が多くなった」と思ったことはないだろうか。そのとき、「原因はストレスにある」と自覚できない人は、単に「お酒がう

まい」「タバコがうまい」と思うだけで、そのままずるずるとアルコール依存、ニコチン依存にまでいってしまう可能性も大きい。自覚できている人は、ストレスが軽減するように生活を見直すこともできる。生活改善によってストレスが減れば、お酒やタバコの量も自然に減っていく。

感情の起伏が激しくなるのも、ストレスがたまっている兆候。落ち込んでいたかと思うと、急に元気に。元気に笑っていたかと思うと、急に泣き出す。人にやさしくしてみたくなったり、わけもなく人をイジメたくなったり……といった状態。

これとは反対に、感情の起伏がなくなってしまうこともある。何をやっても面白くない、心を動かされることがない、何も感じない……といった状態だ。

ストレスがたまると、寝食を忘れるほど何かに熱中するようになるというケースもある。最近は、パソコン依存症の人が増えているというが、インターネットやチャットを始めると、きりがなくなり、「やめる」ことができなくなる。その背景には学校での人間関係のストレスや、職場での仕事の重圧といったものが潜んでいることもよくある。

パソコンの前に座って夢中になっている間は、イヤなことはすべて忘れられる、イヤなことに直面しないでいられる……一種の逃避。

ストレスがあるのに、その自覚がない……それが、このような「寝食を忘れるほど」の行動になって現れる。

買い物依存症にも、似たような心理的背景があるのだろう。

身近に信頼できる人がいない人は、ストレスへの抵抗力が弱まる

親しくつき合える友だちがいない人、家族と仲が悪いという人はストレスをためやすい。職場でも、身近に信頼できる上司や同僚がいない人は、そういう人がいる人に比べると、心にかかるストレスははるかに重い。

仕事の帰りに学生時代からの友人に会って、彼の笑顔を見ただけで、なんとなく心が安らいだという経験は、みなさんにもあるだろう。

家に帰って愛する子供、愛する妻と過ごす時間は精神的に落ち着く。「あの人が味方になってくれるから、だいじょうぶだ」という人がいるおかげで、安心して仕事に打ち込める。この安心が、私たちのストレス耐性（ストレスへの抵抗力）を高めてくれるのだ。そのためにも、よき人間関係を作っておくことが大切なのである。

孤独であることとは、よき人間関係がないということであり、「安心すること」ができ

ないということである。だからストレスがたまり、いつか爆発する。

世の中には、自分をイライラさせる人もいれば、自分に安心を与えてくれる人もいる。信頼できる人の存在が、自分をどれだけ守ってくれているか考えてみよう。

イヤミや批判的なことばかり口にする人は、心が冷たくなっていく

仕事場では、「ありがとう」という言葉をたくさん使う人が、人間関係も円満である。だから、仕事もスムーズにいく。

また、「ありがとう」という言葉を口にすると、気持ちがいいということはないだろうか。この気持ちよさが、心にたまったストレスをやわらげてくれる。「ありがとう」は自分のための言葉だ。さらに、相手との関係もよくなるのだから、一石二鳥。

なかなか「ありがとう」といえない人というのは、そのぶんイヤミや相手を批判するような言葉が口に出てしまうものだ。イヤミや批判でウサを晴らしているつもりかもしれないが、これは心の健康にとっては逆に作用する。

「ものいえば唇寒し」ではないが、イヤミや批判をいうこと自体が、自分の心を冷たくし、ストレスになっている。「ありがとう」のひとことが、自分の心を暖めるのだ。

もっともっとと欲張る人は、いつも「心が焦って」いる

私の好きな言葉に「少欲知足」がある。あまり欲をかくのは、おやめなさい。まあまあのところで満足するように心がけましょう……という意味。

いま、自分の手元にあるものに満足できずに、心の中では「あれさえ手に入れれば、自分は幸福になれるのに」と思いながら、現状の自分をなげく。けれども、運良く「あれ」が手に入れれば、また違うものがほしくなる。それが「欲」というもので、きりがない。だから、いつまでも「満たされない心」を抱えて生きる、その満たされないぶんだけストレスが大きいという図式になっている。

物に関することも、出世のことも、お金のことも、結婚のことも、子供の将来のことについても、いまあるものに「まあまあこんなものだな」と納得して、日々陽気でいられるように心がけること。これだけでストレスの要因は激減する。お試しあれ。

グズグズしている人は、いつまでも何かに「引っかかって」いる

知人から何かをされたときは、その日のうちに礼状を書くことにしている。これを「ああ、面倒臭い、明日にしよう」と一日延ばしにすると、ますます面倒になって二日、三日……と延び、その間は、「礼状」という言葉が頭に引っかかっていて、精神衛生上もよろしくない。また、タイミングを逸したばかりに、礼状も書かずじまいになりやすく、こうなると後悔も長びく。自己嫌悪にもおちいる。

いまできることは、すぐにやってしまうこと。それが「ストレスの種」を、小さいうちにどんどん減らしてゆく方法だ。

グズグズする――→気持ちが落ち着かない――→そのストレスから、いっそうグズグズしてしまう――→またストレスが大きくなる……この悪循環におちいらないために、「その場で一件落着させ、その件はすっかり忘れる」のが、心を健康に保つコツだ。

感情を爆発させる人は、心がスッキリすることはない

心にウップンがたまっているときは、「大声でわめき散らして、暴れまわれば、さぞスッキリするだろう」という思いにかられるかもしれない。

しかし、これは山中奥深くでやるならまだしも、職場や同僚といっしょの酒場でやったら、目も当てられない。

周りの人は、あなたを「自分の感情をコントロールできない人」と見なし、少しずつ遠ざかる。そうなってはますますウップンがたまる。

感情的になることは、ストレスを倍増させる。どんなにイライラするようなことがあろうとも、心の一方で物事や、そして自分自身を客観的な眼差しで見られるような冷静な判断力を養ってほしい。それがストレスにふりまわされないコツとなる。

悲観的になる人は、自分で自分を苦しめることになる

将来を、まっ暗闇だと考えて生きていくか。将来は明るい、希望に満ちていると思って生きていくか。もちろん後者のように思って生きていくのが正しい。

自分の将来をどのように考えて生きていくかは、とても大切なこと。それが、あなたの人生の「下支え」となるのだ。

あなたの将来に待っている確定要素というのは、「いずれ死ぬ」ということだけである。それ以外のことはすべて不確定要素であり、まったく予測不可能なことだ。

このような状況をどう考えるかは、その人の自由なのに、わざわざ悲観的に考える人がいるのだから、「自由であること」を自ら放棄しているようなものだ。

将来のことは楽観的に考えること。そして、過去の後悔も、「もう昔の話」と、さばさばした気持ちになること。

「自分の将来のことだから」と真剣になって考えるから、私たちは、ああなったらどうしよう、こうなったら困る……と、不安要素を強く感じてしまう。小さな不安が、とても大きなものに見える。この不安を払拭するために、「今、こうしておこう。そうしなければならない」などと、自分にむりをさせている……それが「今のあなた」ではありませんか。

けれども、将来のことといっても、それはいずれ「過去のもの」となる。考えてみれば、私たちは「新しい過去」を作るために日々生きているようなものだ。

ここは視点を変えて「楽しい過去」を作りたいと思いながらいると、その日その日の心の負担はずいぶん軽くなるものだ。

ストレスへの抵抗力を高める、なかなか実行できない九か条

ここまで、日々の習慣をどのように改めればストレスが軽減されるかについて述べてきたが、ここで簡単にまとめておきたい。以下の箇条書きはストレスへの抵抗力、つまりストレス耐性を高める方法でもあるということだ。

①人とは、おおらかな気持ちでつき合っていく。
②ゆとりのある時間の使い方を身につける。
③ストレス解消になる趣味や楽しみを作っておく。
④身近に信頼できる人を作っておく。家庭を大切にする。
⑤「ありがとう」と感謝する気持ちを持つ。
⑥いま手元にあるものに満足する心を持つ。
⑦いまできることは、すぐにやる習慣を持つ。

⑧客観的に冷静に物事を判断するようにする。
⑨明るい気持ちで、楽観的に生きていく。

……言葉にしてみれば簡単なこと、いわれなくてもわかっている……と思った人も多いだろうが、「こんなことはわかっている」と軽く受け流してしまう人は、また「ストレスだらけの生活」に舞い戻ってしまう人だ。

「じつは、むずかしいことなんだ」と考えていれば、いつまでも忘れない。知らず知らずのうちにスケジュールが詰まってしまったとき、「おっと、いけない。来週はゆとりを持たせよう」と自重することができるし、自分への戒語ともなろう。

忘れてはならないことは、私たちは、「ストレスとは一生、つき合わなければならない」ということだ。さて、どういうつき合い方がいいのかと考えたとき、そこには、その人の人生観がはっきりと反映されるようにも思う。

ストレスをため込んで病気になる人もいれば、軽い心で、はつらつと生きていく人もいる。やりたいことがたくさんあるのに、ストレスのために動けない……これでは、人生がもったいない。早く、自分なりのストレスとのつき合い方を身につけてこそ、自分の人生が「納得できるものになる」と思うのだ。

3章　部下のストレスは「上司しだい」である

上司しだいで、職場は「うつ連鎖」が始まる

「うつ連鎖」、これは医学用語ではないが、企業の職場ではよく使われているらしい。

ひとりが風邪をひくと、たちまち周りにいる人にも伝染して、気がつけばみんなが「風邪仲間」といった話はよく聞くが、それと似たような現象だ。

ひとりの人間が職場で、完全なうつ病とはいわないまでも、うつの初期症状が出はじめる。精神的に落ち込む。元気がなくなる。仕事へのやる気を失う。単純なミスが多くなる。人と話をしなくなる。顔色が悪くなる。

そうこうしているうちに隣の人も顔色が悪くなり、その隣の人も元気がなくなり、そのまた隣の人がミスをくりかえす。この「うつ状態」が職場全体に蔓延していくから「うつ連鎖」だ。

念のためにいえば、「うつ」は本来、伝染する病気ではない。

とはいっても、職場というのは考えてみれば、ごく狭い、閉ざされた社会であり、その中で、だれもが同じ環境で働いている。うつというのは環境と大いに関連性のある病気なのだから、そこに居合わせる人たちのあいだで連鎖反応が起こってもおかしくはないとも思うのだ。

もうひとつ。ある職場ストレスの専門家が、上司と、その下で働く社員たちのストレスの関係について調べたところによると、次のようなことがわかったというのだ。

同じような仕事をしながら、ある上司のもとでは社員たちは過重なストレスをため込んでいる。しかし違う上司のもとでは、ストレスはありながらも、社員たちはそれほど負担には感じていないという。ここから導き出される結論というのは、社員のストレスというのは、その仕事の内容や忙しさといったことにもよるのだろうが、それとは別に、「上司がどういう人格であるか」に大きく影響されているということだ。

さて、この調査を照らして合わせてみれば、先ほどの「うつ連鎖」という現象も、その職場にいる上司と関係しているようにも思う。たとえば、

■それまではうまくいっていた職場が、ある上司が人事異動でやってきたとたん、ゴタゴタばかり起こるようになる。

■ある上司のもとでは社員がどんどん会社を辞めていってしまう。
■ある上司には、「あの人がいると、職場が暗い」という陰口が絶えない。
……このような話も実際に、よく聞くところだ。
ここから先は上司と呼ばれる人には、多少耳の痛い話をしなければならない。

こんな「四つのタイプ」の上司が、部下を苦しめる

「職場は、上司しだい」と、聞いたことがある。職場では、それだけの大きな影響力を持っているということだろう。

これは、たんに仕事がうまく効率的に運ぶかどうかという意味だけではなく、その下で働く社員ひとりひとりの「心の健康」も「上司しだい」ということだ。

「社員の被る職場ストレスは、上司しだい」、仕事のトラブルや停滞が要因となって起こるうつ病は、上司による「人災である」と、ここでは記しておきたい。

もちろん、すべての上司が「災いの元」というのではない。また、多くの上司は部下との好ましい関係をつくっていると信じている。しかしその実態は、部下の忍耐力によって支えられているケースも多いのであろう。

それでは、部下の目から見た「部下に過重なストレスをあたえてしまう上司」とは、

どういう人格なのか。

■すべての判断を部下に任せる無責任な上司（具体的な指示を出さない）
■部下に、精神的プレッシャーをかける上司（立場の優位性を誇示する）
■部下の言動を細かくチェックする上司（部下をほめることなく小言ばかり）
■そのときの気分で命令を出す上司（部下は尻ぬぐいばかりしている）

こういう上司のもとでは、部下はつねに緊張を強いられ、上司のひとことに振り回され、心も体も日々休まることもなく、落ち着いて仕事をすることもできないという。

部下の立場からみれば、仕事が順調にいっているときには、あまり上司を必要としないものだ。ほんとうに上司を必要とするのは、トラブル発生のときであろう。また、このときこそ、上司も「腕の見せ所」なのである。ところが、部下がひとりでアタフタせざるを得ないことも多い。

たとえば、取引先からクレームが入り、先方が返答を急いでいるときには、ともかく上司に報告し、指示を待つことはマニュアルどおりの行動であろう。

ところが「すべての判断を部下に任せる無責任な上司」というのは、「まあ、キミに任せたからうまくやってよ」と、あまりに大雑把な反応。もっと詳しい状況説明をしようとしても、「細かいことはキミがいちばんわかっているはずだから、キミの判断に任せるよ」と、途中で打ち切る。

ちなみに、「すべてをキミに任せる」といわれて、この部下は上司に信頼されていると喜んではならない。

このセリフは、忘年会での「今日は無礼講だ。遠慮なくやってくれ」と同じレベルの意味合いであって、そのつもりでいると、「いくら遠慮なくといっても、ほどがあるだろう」と、後でよからぬ結果となる。

すべてを任されたからといって全権委任されたような気持ちで処理しようとすれば、後で必ず、「勝手なことはするな、誰がそんな指示をしたんだ。そこまでキミに任せたつもりはないぞ」と、やはり、よからぬ結果となる。

部下は、そういう「しくみ」が身にしみてわかっているからこそ、具体的な指示がほしいのだが、何の指示もない。

結局、取引先に対してもあいまいな返答しかできず、さらに突っ込まれて立ち往生、さらに大きなストレスを抱えることになる。

具体的な指示も出さずに、「すべてをキミに任せる」といいながら、ぜんぜん任せていない上司……このような「あいまいさ」、責任の所在がどこにあるのかわからないような関係性に部下は安心感を持つことができないということだ。「安心できない環境」の中にいれば、ストレスがたまるのも当然である。

上司を信頼できない、上司との関係が不安定といったことが、部下のストレスをより大きくする。それは、「仕事が忙しい」といったストレスとは明らかに違うものだ。

上司よ！ 部下には「安心感」を与えよう

同じような関係性は、他の三つのタイプの上司についても当てはまるだろう。

「部下に、精神的プレッシャーをかける上司」は、「こんなことじゃ、キミは、この会社ではやっていけないぞ」「キミは何年たっても仕事を覚えないな、いつになったら一人前になるんだ」などの言葉が口ぐせになっている。部下の奮起を促そうとしているつもりかもしれないが、目の前の問題にどう対処するのかの指示を出すわけでもなく、上司としての仕事の方針が見えない。

「部下の言動を細かくチェックする上司」は、「なぜ、そういうことになったのか」を説明させ、必ず「そういうことじゃ、だめだ」と仕事のやり方の至らなさを非難するだけで、これからどう対処すればいいのかの指示を出すことはない。部下のマイナス点を指摘することが上司の仕事と信じている。

「そのときの気分で命令を出す上司」は、活発に「ああせよ、こうせよ」と指示は出すが、ほとんどが場当たり的で、部下は右や左へ行ったり来たりするが、ますますこんがらがってくる。しかし、上司自身はそ知らぬ顔をしている。

取引先からのクレームをどう処理するかという問題は神経も使うし、部下にとってはたいへんなストレスとなる。これに加えて、上司の対応の仕方によって、部下はよけいなストレスを持たされることになる。

上司の無理解、上司への憤り、上司との感情的なもつれ、苦手意識、不満といったものを気持ちの中に抱えている……もともとがそういう環境のところに突発的なトラブルが加わると、そのストレスがとても耐え難いものにもなる。上司に相談すれば、先に述べたような対応をされ、そのうちに上司の存在自体が、部下にとっては大きなストレスの種になっていくということだろう。

「もっと私を見てください」が、部下の願いである

「自分はこれだけがんばっているのに、まったく報われていない」という部下の訴えは、よく耳にするところだ。

　この「報われていない」という思い、その内容は、人それぞれ。

■あの人よりも、自分のほうがずっとがんばって仕事をしている。なのにどうして、あの人のほうが自分よりも先に出世していくんだ……といった思い。

■朝から晩まで、ときには休日出勤までして、身を粉にして働いているのに、たったこれだけの給料しかもらえないのはやりきれない……という思い。

■同僚が病気で倒れた。いまはその人の仕事を自分が背負ってやっているが、職場のみんなは病気で倒れた同僚のことばかり心配して、ちっとも自分のことを心配してくれない。どうして自分は無視されるの？……という思い。

■やりがいのある、面白そうな仕事は、みんな他の人にまわされていく。それに比べて自分にまわってくる仕事はといえば、みんながやりたがらない苦労の多い仕事ばかり。こんなの不公平よ！……という思い。

この「報われていない」という思いは、そのまま「もっと私を見てください」という叫びであり、その声が届かないことにイライラして、それが「上司への不満」へつながっていくことは共通しているように思う。

さらに、あの人を自分よりも先に出世させるのも、自分の給料が安いのも、自分が無視されるのも、苦労の多い仕事ばかり押しつけられるのも、つき詰めてみればすべて「上司のせい」という考え方に至るのである。

とくに、その上司が、先ほどの「すべての判断を部下に任せる無責任な上司」「部下に、精神的プレッシャーをかける上司」「部下の言動を細かくチェックする上司」「そのときの気分で命令を出す上司」だったりすると、この「上司のせい」という思いは「確信」になってくる。

なぜ「イヤな上司」とも、うまくやろうと思うのか

給料が安いとか待遇が悪いといった不満はどこの職場にもあるものだろう。だれでも、そういった気持ちをひとつかふたつ抱きながらも、ふつうは「文句をいわずに」よく働いている。ストレスはあっても、それほど過重なものにはなっていないからだ。

ところが、ここに「あの上司のせいで、オレは……」といった上司へのうらみつらみが加わってくると、給料が安いとか待遇が悪いといった気持ちが耐え難いストレスとなり、思わずグチが飛び出してくる。

職場にいる人たちに「何にストレスを感じますか」というアンケートをとると、必ずといっていいほど一位に上がるのが「人間関係」だが、その中でも「上司との関係」にストレスを感じている人がほとんどのようだ。

また最近の上司と部下の関係というのは、リストラがらみであることも多く、その分、

会社からのきつい要求にも応えなければならないし、その要求を直接自分に伝えてくるのは直属の上司なのだから、その関係がギクシャクしてくるのは仕方のないところもあるだろう。

さてここでは、ひとつアドバイスしておきたい。

ひとつには、あまりに感情的になって、上司に敵意を燃やし、いちいち頭にきたり、腹を立てたりしないことである。ここでのキーワードは、「淡々と」である。

その上司とはどうやってもうまくやっていけない、あるいは「どうしても気の合わない上司」だったら、「かわいがられる部下になりたい」とか、「上司とうまくやっていきたい」などと考えないほうが、あなたの心は健康でいられる。

もちろん「かわいがられる」に越したことはない。「上司から嫌われている部下」と「上司からかわいがられている部下」とでは、同じ仕事をしていても、また同じような成果をあげていても、精神的に感じるストレスの度合いはかなり違ってくるだろうことは、容易に想像がつく。また組織の中にいれば、上司から「かわいがられたい」と思うことが、ある意味仕事の励みにもなるのだろうが、そのためにむりをするのでは、自分が壊れる。これだけは避けたいものだ。

上司とは「いかにつき合わないでいられるか」が、部下の知恵

与えられた仕事を淡々とやって、何かのトラブルが生じたときにも、淡々と上司に報告をする。そして、「報告すべきことはちゃんと上司に報告したのだから、後は上司の仕事。私の知ったことじゃない」ぐらいに考えることだ。

自分の人生は、もっと「長い目」で見てはいかがか。あなたにとって大切なことは、ひとりの上司との関係でイライラしたり、心の病気になったりすることではなく、「心の健康」を保ったまま「完投」することである。

そう考えた上で、ここでは漠然と「上司」といういい方をしているが、どんな職場にも、いい上司もいれば、イヤな上司もいるという、距離を置いた見方をしてほしいのである。そして、いまの上司は、たまたまイヤな上司という巡り合わせになっていると考えていればよい。

そして、ここが会社のいいところでもあるのだが、その「イヤな上司」がこの先ずっとあなたの上司であり続けることはない。それほど遠くはない将来、人事異動でこの職場を去って、また新しい上司がやってくるのが世の常だ。また、あなた自身が別の部署へ異動することもあるだろう。それまでのこと、である。

イヤな上司とはなるべく顔を合わせない、話をしないようにすることは、部下の立場としては正しい方策ではないかと思う。自分によけいなストレスをかけないために、だ。ただし、あまり露骨にやるのではなく、それとなく避けて通る、これがいい。

「こんな上司の下ではやっていられない」「あの上司には頭にきた、辞めてやる」などと、とんがって刀を抜いてはならない。刀は鞘《さや》に収めたまま、何ごともなくすれ違うのがいいのだ。たまたま出会った上司のために、あなたの人生がつらいものになるのは馬鹿げたことだ。日々淡々と仕事をし、台風が過ぎ去るのを待つのも部下としての能力の一つだ。

仕事のストレスから身を守っていくためには、直属の上司とどうつき合っていくか、いや、どうつき合っていいかないいかを考えることも、部下の知恵であり才覚なのではないかと思う。

部下のストレス操作は、上司の大仕事である

一方、上司の立場からすれば、自分が原因で部下が仕事への意欲を失っている、自分という存在が部下にストレスを与えていることに気づかされるのは、つらいことであろう。

上司というのは「自分は部下たちからどう思われているのか」という問題については頭から離れないようだ。日々「部下の目が怖い」という上司もいる。しかし一方で、「自分がいるからこそ、曲がりなりにも部下たちは滞りなく業務をこなしていけるのだ」という思いも強い。

部下がストレス性の疾患のために会社を長期欠勤せざるをえない状態になったとき、「以前、オレが厳しく叱ったことが原因かもしれない」「あいつの将来を思えばこそ、大きな仕事を任せたのに」など、その原因を自分に求める上司も多い。ところが一方で、「あ

いつだけを厳しくしたわけではないし、部下に対してはみんな同じように接してきた」という思いもあり、「あいつは精神的に弱いところがあるんだなあ」という評価をして、自分の気持ちの「落着点を探す」ということになりやすい。

いま、なにかしら「心の健康」に支障をきたすようなことがあって一か月以上仕事を休んでいる社員がいる企業は、全体の六割を超えているという。また、「仕事のことを気に病んで」と思われる自殺者の数も多いという。

ストレスで長期欠勤する社員が続出する事態にでもなれば、仕事自体が立ちゆかなくなるし、それほどではないにしても、ストレスによって仕事へのやる気を失う社員が増えていけば、それだけ生産性が低下することにもなる。そういう事態になったときに、誰がその責任を負うかといえば、やはり「上司」であろう。

簡単に「精神的に弱いところがある」で済ますのではなく、仕事の上でのマネージメントはもちろん、社員たちの「心の管理術」といったことも、上司としての重要な資質として問われるだろうと思うのだ。

さて、ここで大切なのは、これは体の健康管理でも心の健康管理でも同じで、まず早期発見である。

ただし「心」を相手にする場合は、体の健康管理のような血液検査やレントゲン検査といった、はっきりと「そこに病気が存在する」ことがわかる検査方法がないところが困る。

上司の役目としては、日頃から、部下の様子をよく観察して、ちょっとした「変化」を見逃さないことである。

ひとむかし前までは「飲みニケーション」といわれ、酒場で部下のグチをきき、仕事の不満をきき……それが部下のストレスの「はけ口」にもなっていた。また上司とすればそこで、部下が心の中にどんな悩みを持っているか知ることもできた。

ところが、最近の若い部下は、「仕事が終わってまで、上司といっしょにいるのはイヤだ」という心境らしく、観察の場が少ないと嘆く上司もいるようだ。

上司としては、酒場ではなく、職場にいながらでも、部下を観察する技術を身につけておくことはできるだろう。それも、上司の仕事である。

観察せよ！「部下の変化」を見逃すな

心に問題を抱えている人は、必ずどこかに日頃とは違った「変化」が現れるものだ。上司は、それを見逃さないことである。

■何日も何日も、ずっと落ち込んだ顔をしたままの部下はいないか。

■これまではそんなことはなかったのに、ここのところ急に遅刻や早退が目立つようになった部下はいないか。

■急に口数が減り、人づき合いを避けるようになり、いつもひとりでいることが多くなった部下はいないか。

■心ここにあらずといったような部下はいないか。

■集中力が欠けたような、くだらないミスを繰り返すようになった部下はいないか。

■イライラした調子で、なにが気に入らないのか、周りの人にやたらめったら当り散らすようになった部下はいないか。

こういう現象は、なにかしら部下の心に「たまったもの」があるからで、変化に気づいたら、まずは「どうしたんだ」とその部下に話しかけるのがよい。

ところで、うつ病や、ストレス性の疾患には、「こういうことがきっかけとなって」という典型的な要因となるものがいくつかあるので、ここで紹介しておく。

ひとつには、「荷降《にお》ろしうつ」と呼ばれているもの。

過労からうつになる人は多いが、忙しさのピークでダウンするよりも、ひと山を越えて、張り詰めていた心がほっと安心したときがじつは危ない。

とくに「非常にたいへんだったわりには、仕事の成果はかんばしいものではなかった」「これだけ努力したのに、この結果だ。いったい何のために自分はがんばってきたのだ」といったような場合は、挫折感からガクンときて、そのまま立ち直れなくなるケースもある。

仕事への「気負い」が、心の空回りになる

もうひとつには、「配置転換《ハイテン》パニック」と呼ばれるものがある。

突然の人事異動の命令で、これまでまったく経験のなかった仕事をすることになる。慣れない仕事のため、また新しい環境での孤独感といったものから精神的に動揺し、これをきっかけにノイローゼになったり不眠症になったりする。

新しい職場では、すぐに自分の役割を見つけられないということもある。周りの人たちが忙しそうに働いているのに、自分はいったい何をしたらいいかわからない。だれかに指示をあおごうとしても、それぞれの人が自分のことで精いっぱいで、新参者には見向きもしないといった状況だ。こういうケースも、かなりのストレスになる。

転職をきっかけに、うつ病となるケースも少なくない。

転職する人は、社内での異動命令とは違って、多くの場合みずからの意志で環境を変

えるわけだ。そのぶん心の準備ができているのだから環境の変化にも柔軟に対応できそうに思われがちだが、そうではない。「新しい環境」、ただそれだけで、そうとうのストレスを抱える。その上、転職者には、ある種の「気負い」がある。これが空回りしたときは、強いストレスになる。

プロ野球では、目覚しい活躍をしていた選手が球団を移籍したとたん、まったく成績がふるわなくなることがある。それと似たケースだ。

転職者は多くの場合「即戦力」を期待されている。これに応えようと張り切れば張り切るほど「気負い」となって空回りして、いい結果を出せなくなり、焦りが生まれ、ますます仕事がうまくいかなくなり、ストレスをためる一方……といった悪循環から抜け出せなくなってしまうのだ。

上司の「ひとこと」が、部下の心を軽くする

上司の仕事のひとつとして、「彼は（彼女は）、最近ちょっと様子がおかしいな」という部下がいたら、それをそのまま放っておかないことである。それは、部下がますます「病気」に近づいていくのを見て見ぬフリをしているということであり、上司としての仕事の怠慢ともいえるだろう。

仕事の成果が下がれば、どんな上司も見て見ぬフリはしないで、早目に対策を練るだろう。部下の病気についても同じで、早目に手を打たなければならない。

とはいっても、あまり大げさにならないように、だ。それとなく「どうしたの。最近、疲れ気味？」というぐらいのトーンで話しかけてみるのがいいだろう。それだけで、「上司は自分のことを気にかけてくれている」ということが伝わり、部下の心には、強いメッセージとなって残る。

人とは「困ったなあ」「そうですねえ」「どうしようか」「どうしましょう」といった

他愛のない会話ができる相手がいるだけで、ずいぶん癒されるものだ。

これは職場の「上司と部下」の関係にも通じ、上司に「どうした」と声をかけてもらうだけでも、部下は精神的に楽になり、かなりのストレス軽減となる。

さて、部下に「話しかける」ときの注意点。「何か悩みでもあるのか。どういう悩みなんだ、いってみろ」といった、唐突に相手の心の中を覗き込むようないい方では、うまくない。おそらく部下は、よけいにストレスを感じることになる。

もう少し、やわらかく、それとなく……「ちょっとオーバーワーク気味かな?」「ちゃんとねてる?」といった一般的な会話から入り込んで、様子を見ながら対話をしていく手法が無難のように思う。

上司がよくやってしまう失敗は、部下の気持ちを軽くするために、あえてざっくばらんに話しかけようとすることだ。いきなり、

「ちょっと痩せたようだね。恋人にでもフラレたんだろう」

「顔色が悪そうだけど。まあ、いつもおまえは、そんな顔だがな。ははは……」

と、ヘタななれなれしさを発揮する上司も多いようだ。最初の「話しかけ」は、まじめに、誠意を込めて……というのが基本である。

信頼している上司なら、部下はストレスを感じない

説教じみたことをいうのも、よろしくない。「いま、一番がんばらなければならないときだろう。いま、そんな元気のないような状態でどうするんだよ。こんなことでは将来がないよ」といった、いい方だ。

「君、なんだか元気ないな。元気だせよ」で終わらせてしまうのも困る。これでは何の解決にもならない。大切なのは、社員が「元気がない」、その理由に対して具体的な手を打つことだ。

そのためにも、部下の話をよく聞こうという態度をしめさなければならないし、部下のいうことに批判めいたことをいわないことも大切だ。「その気持ち、よくわかるよ」と共感を込めて、部下の話すことに耳を傾けることだ。

人というのは、「この人は、自分のことを真剣に考えてくれている」ということがわ

かれば、やはり真剣に話をするものだ。部下が心の中にため込んでいる不満や不安といったものは、おそらくひとつやふたつのことではない。また、いくつものことが整理されないまま、ごちゃまぜになっている状態だ。

上司としては、部下の希望や不満にすべて応えられるわけではないにしても、ひとつでもふたつでも部下の意向に沿うよう努力してみようという気持ちでいてほしいものだ。

部下が「少し休みたい」というのであれば、「わかった。しっかりリフレッシュしてきなさい」といえばいいではないか。

部下が「仕事のやり方に迷っている」というのであれば、きちんと耳を傾け、方向性をアドバイスするぐらいのことはできるだろう。

それだけのことでも上司と部下の間には「人と人との信頼関係」が生まれてくる。

同じ仕事をしていても、上司によって社員たちにはその職場が「働きやすい」環境にもなれば、「働きにくい」環境にもなる。

「自分は上司から信頼されている。自分と上司には心のつながりがある」という安心感があれば、多少仕事が忙しくても、仕事がきつくても、失敗をしても、そのことでストレスをため込んで病気を引き起こすようなことは、かなり少なくなる。

よい職場というのは、働いている人たちがストレスをあまり感じないで、イキイキと働いているということだろう。それが「働きやすい環境」ということだ。

また、部下の使い方がうまい上司というのは、結局、部下によけいなストレスをかけずに、イキイキと働ける環境を用意してやる、ということでもあろう。そうやって仕事の成果を上げてゆくのが「いい上司」でもあろう。

ストレスの少ない環境にあってこそ、人は「前向きに」「ポジティブに」なり、自分の能力を存分に発揮できる。このような環境をつくれるか否かは、やはり「上司しだい」なのである。

とはいっても、部下の目から見て、一方的に「上司がよくない」と考えるのは、公平さを欠く。上司の目から見れば、やはり、「この部下に仕事を任せるとストレスがたまる」「あの部下を一人前にするには、どういう指導をすればいいのか」という部下もいる。ひとり悩み、だれにも相談できずにストレスをためているという上司も多いのであろう。

そういう意味では、上司のストレスも「部下しだい」といえるのであろう。この点は、部下もわかっていなければならないことのように思う。

4章　ストレスがあっても職場は楽しい

ストレスがたまっている人ほど、よく「物忘れ」する

「最近よく、もの忘れしちゃって」と話すのが年寄りならまだわかるが、若い人たちにも多い。よくあるのが、「人の名前」。ほら、あの人、何たっけ、ほら……と、顔はすぐわかるのに、名前が出てこなくてイライラした人もいるだろう。しかし私は、これはいたしかたないことだろうと思う。

日々のやるべきことが煩雑になり、あれもやらなきゃ、これもやらなきゃ……と、「頭の中」が忙し過ぎて、その結果、何かを忘れるのだろう。

とくに忙しい人ともなれば「今日の予定」は、ひと月も前に決められ、しかし皮肉なことに、やることが多過ぎて手帳を開いても、次に何をしたらいいかといちいち迷う。「来週の予定」と思っていたものが今週の予定と直前になって気づき、大あわてということも多い。

しかも、その「やること」はミソクソいっしょといったらナンだが……フランスの風刺漫画にこんなものがあった。

国際的な軍縮平和会議に出席していた外交官が「次の予定がありまして」と席を立とうとする。「何があるのですか」と尋ねられて、「はい、最新兵器の見本市のセレモニーに顔を出さなければならないもので」。

じつは私たちの日常生活も似たようなもので、まったく「脈絡がない」こと、大いに「矛盾している」ことを、あちらを終えればこちらというように詰め詰めのスケジュールでこなしているだけかもしれぬ。実際の話、「あれ、何のためにこんな会合に出たのかしら」と、自分に問いかける人もいるのではあるまいか。

これでは、一時間前のことも「あれ、何をやっていたんだっけ」、一時間後のことも「さて、何をしなければならなかったんだっけ」ということにもなるだろう。

じつは「物忘れをする」こと自体、そうとうストレスがたまっている人の典型的な症状でもある。老化やボケばかりではなく、ストレスからくる「物忘れ」もあるということだ。

さて、あなたは、今日の昼ごはん、何を食べました？

こういう時代にあって、ストレスにつぶされないためには、生活の仕方をできるかぎりシンプルなものにすることが基本だ。

「そうはいっても忙しいのは忙しいんだから、どうすることもできない！」と怒る人もいるだろうが、そういう人は、おそらく「今日の昼ごはん」を思い出せない人だ。

ストレスにふりまわされないための、私の三か条

　サラリーマンのための座禅道場を開いている寺がある。これを利用して会社からの帰宅途中に立ち寄って、しばらくの時間、座禅をする習慣を持っている人も多いという。宗教心からというよりも、仕事でのストレス解消のためにだ。

　この習慣によって、「忙しさ」は同じでも、ストレスはだいぶ小さくなり、一日の生活の中にこういう時間を取り入れることで、頭の中もスッキリする。

「これをすればスッキリする」というものを持っておくことは、人生を潤す。「スポーツクラブで汗を流す」「庭の植物の世話をする」「ペットの犬と遊ぶ」……などは、もはや一般的といってもよい。

　大切なことは、それを「習慣」「日課」としているかどうか。

どんなに忙しくても、「これだけはやる」時間を、一日のうちのどこかに作っておく

ことだ。たまにやるよりも、習慣化することでリラックス効果が高まる。

また「毎日これをやっているおかげで、自分はストレス解消ができている」と信じることによって、日々の生活全般にわたって安心感も生まれてくる。

自分なりの「日々のルール」といったものを作っておくことも、ストレス防御に効果がある。ちなみに私は、

■迷ったときは、面白そうなほうを選ぶ。

■過ぎたことは後悔しない。

■苦しいときこそ「笑う」。

……など、この三つのことを自分なりに心がけている。

とはいっても実際には、面白くなさそうなほうを選ばざるをえなかったり、むかしのことをふいに思い出してツライ気持ちになったり、苦しいときにはなかなか笑えなかったり……なかなか思いどおりにはならない。

けれども、このような自分なりの基準を設けることによって、だいぶ少なくなっていると思う。

また、日々押しよせてくる、情報にふりまわされてあたふたすることなく、シンプル

に、さばさばした気持ちでいられるのは、「自分は、こう決めているんだ」という基準があるからこそ、そのぶん、よけいなストレスに悩むことなく、日々穏やかにいられる。と、こう思わせてもらっている。

「自分に期待する力」が、ストレスを寄せつけない

「仕事を終えてから飲む一杯のビールを励みに、毎日がんばっていますよ」と話す人は、いかにも健康そうに見える。世の中を乗り切っていくためには、「励みとなるもの」は必需品である。ビールも必需品。

また、この「日々の励み」に加えて、もうひとつ、「数年後の励み」を持っておくことも大切ではないか。

三年後にはいい人を見つけて、この会社を寿退社してやるわ。十年後にはマイホームを建てるぞ……といった将来目標、これが生きる原動力になる。

こういった「励みを持たない人」は感情の浮き沈みが激しいようだ。ちょっとしたことで落ち込んで何日間も家に引きこもったり、暴飲暴食に走ったり、必要のないものを買いまくったり。

「自分が何のためにがんばっているのか」が納得できないままでは、ストレスがたまるだろうし、自分をコントロールできなくなる。また、ふつうの人には何でもないくらいの小さなストレスにも過敏に反応して、被害妄想におちいることもある。

日々の励みと、数年後への励みは、人にとっての、いい精神安定剤になる。

ところで、「励み」は、人に発表するものではない。

俗っぽいことであっても、それが本心からのものであれば、いや、むしろ俗っぽいもののほうが、パワフルな励みとなる。人の目を意識した励みは、ストレスを乗り越えていくためには役には立たない。現実の自分と理想の自分が乖離《かいり》してしまって、そのギャップが、かえってストレスの源となる。

よりよい人生のために、自分に納得のいく生き方のために、将来後悔しないために……といった抽象的な形にするのもいいかもしれない。しかし、具体的で、はっきりとした形があるもの、たとえば、三十歳までに独立して自分の店を持つぞ、といった現実感のあるもののほうがもっといい。

せいぜいひとつかふたつ、シンプルなものほど効果がある。

「一張一弛《いっちょういっし》」が、ストレスで自滅しないコツ

あまりよくないことは、「しっぱなし」状態でいること。緊張のしっぱなし、イライラのしっぱなし、がんばりっぱなし……反対に、休みっぱなし、のんびりしっぱなしもストレスの元。

これがなぜいけないのかといえば、「生活のリズム」を乱れさせているところにある。

緊張しては、緩める。のんびりしては、がんばる。

「一張一弛」という。

このアップダウンが「生活のリズム」を作り出す。だから働くにしても、「こまめに休息をとりながら」が、いいのである。「休息をとる」ことによって、「気合いを入れ直す」といい換えてもいい。お茶を飲んで、外を眺めて、深呼吸をして「また、がんばろう」である。ただし、あまり長い時間休息したのでは、これまた生活のリズムが狂う。

生活のリズムがあるだけで、毎日が充実したものに思えてくる。これが人間の心と体の法則だ。

ところで生活にリズムを作り出す大切な要素は、ひとつ睡眠、もうひとつは食事。

私たちが、よくやる失敗——。

仕事のストレスを解消するために、夜遅くまでカラオケで歌い、酒場で暴飲暴食をやって、次の日朝起きられず、生活が乱れ始める…皆さんご存じの、よくあるパターン。

指揮者の小澤征爾さんは、次のようなことをモットーにしているのだそうだ。
■食事を抜くことはしない。一日三食しっかり食べる。
■夜は、遅くとも九時までには帰宅する。
■週末は、できるだけ仕事を入れない。
このような、いわば当たり前のことを守っていくことが「ストレスで自滅しないコツ」なのである。

ストレスの原因は、ほとんどが「職場の人間関係」である

ストレスの原因は、「職場の人間関係」という人は数多くいる。

たしかに職場にはさまざまな人がいて、全員と仲良くやれるわけもなく、自分にとって「いい人」もいれば、「よくない人」もいるし、中には性格的に「ちょっと苦手だな」と思う人がいて当然だ。生理的に「顔も見たくないし、話もしたくない」という人だっているだろう。しかし職場では、そういう相手ともつき合っていかなければならないのだから、これはストレスになる。

しかし、そういう相手とも「ストレスをためずに」つき合っていくことはできる。いや、「苦手な相手」とつき合っていくこともできる。そのための大切なルールは次の通り。

①好き嫌いという感情論で、人を判断しない。(できますか?)

②自分に与えられた役柄を上手に演じる。(なんとかできるかも)

③よけいなお節介を焼かない。（できるかもしれない）
④一方的に相手を悪者にしない。（できればそうしたい）
⑤いい意味での「嘘のつき方」を学ぶ。（やってみよう）

さて、このようなルールを踏まえた上で、「人づき合いのコツ」といったものをまとめていきたいと思う。

■性格が正反対の相手……その人から「盗めるもの」を探す

なんか嫌い、相性が悪い、気が合わない……と、なんとなく敬遠したくなる相手というのは、自分とは異質の才能や考え方、性格の持ち主ということだろう。

しかし、「だから嫌いだ」と遠ざけておくというのでは、あなた自身が「子供のような人」ということになってしまうかもしれない。

ここは、その相手が「自分の役に立つ」と考えてみてはどうか。よく観察してみれば、その相手は「自分にはないもの」を持っていることにも気がつくだろうし、その刺激を自分のために役立てる、というくらいのことを考えてもいいではないか。そう考えれば、嫌いな人からも快ストレスとまでもいわないが少なくとも自分とはちがう情報を得られるわけだ。私の提案は、「嫌いな人とは取材のつもりでつき合え」ということになる。

「似た者同士」ほど、嫉妬のストレスが生まれる

■シャクにさわる相手……幸福のおすそ分けをもらおう

自分とは正反対の人だから嫌いになる……というのはわかりやすいが、実際の人間関係では、「似たもの同士」だからこそシャクにさわる、憎たらしい、いじわるをしたくなるという場合が多い。

自分も彼女も同じブランドの洋服が好きで、そのブランドのものをよく着て出勤するのに、なぜか彼女だけが周りの男性たちから「よく似合うね」とほめられる。

ぼくと彼は同じ学部の出身、しかも同期入社で同い年なのに、どうして、彼のほうが一歩先に昇進したのか。

……などなど、その「似た人」が自分よりも少しだけ幸せそう、という場合に生まれる感情。これは相手が悪いのではなく、いわば嫉妬心。このような場合「どう考えるか」

というのは、じつは、自分の心の問題なのである。

ところが、ほとんどの人は自分の心の中にある嫉妬心に気づくことなく、

「あの人って、仕事場をファッションショーのステージと間違えてるみたい」

「あいつは上司のプライドをちょいとくすぐるのがうまいから」

などと、もっともらしく人物評価して、無自覚のうちにもウサを晴らしている。

「人を悪くいう」、そして、結果としてストレスをためていく……自分の心の中を探り、原因が嫉妬心であることがわかれば、だいぶ楽になるのだろうが。

自分の言動の根っこには、「嫉妬心が潜んでいる」と気づいている人は少ない。

この「シャクにさわる、憎たらしい」という感情は、はてしがない。どんどん嫌いになり、自分の感情をコントロールできなくなり、心の中にストレスがたまる。

基本的に「似た者同士」なのだから、自分の嫉妬心に気づけば、つき合い方も変わってくるし、いい関係にもなれるはずだ。将来、その「自分よりも少しだけ幸せ」な人から、思わぬ幸福のおすそ分けがあるかもしれない。

三、四歳下の同性の後輩とは、「微妙なストレス関係」になる

人を嫌うとストレスがたまるのと同じように、親しくしたいと思うことがストレスとなる場合もある。

■三つ四つ年齢が下という同性の相手……先輩風を吹かせてつき合え

二十代後半のある女性の話では、次の通り。職場の新入社員に気を使って、仕事が終わってから「飲みニケーション」に誘った。が、どこか警戒している様子。何を話しかけても、「ええ、ああ、まあ」と気のない返事で、自分を見る目が、「オバさんとは話が合わないなあ」と語っていたという。

このあたりの「線引き」はむずかしいところだが、先輩は、「四歳しか違わない」と思っていても、後輩は「四歳も違う」という意識のズレがある。そんなわけで先輩である自分のほうが気を使ってしまい、「ああ疲れた」であったとのこと。

この女性にかぎらず、上司とつき合うよりも三、四歳年下の後輩とのつき合いのほうがストレスがたまるという人は多いようだ。ずっと年下であればいいが、やっかいなのは微妙な年齢差の後輩。

「何よ年齢もそれほど違わないのに、先輩面して説教がましいことをいうつもりじゃないでしょうね」(後輩)

「違うの、違うの、それはこの会社では先輩だし、年齢も年上なのかもしれないけれど、そんなこと気にしないで、もっと気軽に友だちみたいにつき合っていきたいのよ」(先輩)

「友だちみたいにっていったって、あなたが私よりも、四歳もオバさんであることは事実でしょ」(後輩)

……と、両者の「心の声」を想像してみたが、こういう場合はむしろ、相手がどんな目で見てこようとも、先輩としてビシッとした態度で接するほうがいいようだ。

後輩の面倒を見よう、やさしく接しよう……というのではなく、「黙って私についてらっしゃい」と、先輩風を吹かせているほうが、「私もああいう女性になりたい」と憧れの気持ちを抱かせるものらしい。こうなれば、年齢差をナントカしようというストレスからは解放されよう。

職場では、「自分の役割」を上手に演じよう

■ウマが合わない上司、ウマの合わない部下……お互いにいい役者であれ

相性のあまりよくない相手とは、自分に与えられている役柄を、淡々と演じていくのが、もっともストレスをためない方法だ。

そういう相手とは「心と心のつき合い、ホンネのつき合いができるようになろう」と思ってはならない。わが身を守るために、あえて「冷たく」接して、上司ならば上司、部下ならば部下、先輩なら先輩、後輩なら後輩……と、自分の役柄を上手に演じるよう心がけるのがベスト。

だいたいが、「ホンネのつき合い」といえば聞こえはいいが、お互いに感情丸出し、いいたいことをいい合う関係が、それほど「いい関係」なのだろうか。

「ホンネ」「わがまま」は紙一重、その日の気分でケンカになり、「もう、うんざり。顔

も見たくない」という関係になることもあろう。そうならないためにも、あえて「役者として」つき合っていくのも、大人としての知恵だろう。

　また、お互いに「いい役者」を演じ合うことができれば、その関係はけっして「冷たい」ものではない。そこにも「心のつき合い」は立派にある。

「苦手な人を笑わせる」という野心を持とう

私は、「苦手な人」と別れた後に、

「今日は、あの人と、三十分も世間話をすることができた。自分はなんて、すごいんだろう。まさに人づき合いの天才、百年に一人の大天才」

と、自分をほめあげる。

「いやあ、大したものだ、さすがに私である」と。

そのうちに自信がついてきて、「今度は冗談でもいって、あの人のことを笑わせてやろう」と新たな闘志もわいてくる。

新しいジョークを思いつくと、「苦手だ」と思っていた相手に使いたくなり、どうしても会いたくなる。

どちらかというと人見知りな性格の私だが、いまではずいぶん社交的な人間になることができた。

おそらく、「苦手な人を笑わせたい」と積極的につき合うことによって知らず知らずのうちに自分が鍛えられていたからではないかと思う。

人間関係に自信を持つ。これも人との関係で、よけいなストレスをためないために大切なことである。

そのためには「苦手な人」を実験台にしようという「野心」を持ってほしいものだ。そんな気持ちがあるだけでストレスは半減する。

相手をアテにしないから、ストレスも生まれない

愛情、思いやり、やさしさ……などは、人と人との「いい関係」を作るために必要なものだろう。「いい関係」とは、お互いにストレスなくつき合っていける関係のこと。とはいっても、「他人のプライベートには踏み込まない」というルールをわきまえた上でのことであり、ルール違反をすると、せっかくの思いやりや、やさしさも、よけいなお節介になる。

人には、とくにプライベートにかかわるような問題では「ほっておいてほしい」こともある。いくら思いやりからの行為とはいえ、その領分まで足を踏み入れようとすれば、相手にとってのストレスとなろう。

「ほっておいてくれよ」「何よ、そのいい方。私はあなたのことを思って……」というやりとりは、親しい関係においてこそなされるものだ。その過程で関係がギクシャクす

れば、また新たなストレスが生まれる。

■どこかヨソヨソしい人……むしろヨソヨソしい関係のほうがストレスがたまらない

「あの人って、どこかヨソヨソしいのよね」と、いい意味ではなく使われることが多い。しかし、あまりベタベタした関係よりも、ある程度の距離を置いての「ヨソヨソしいつき合い」のほうが、お互いに気楽でいいという人もいる。

もちろん、冷たさとか、不義理不人情な関係をいっているのではない。相手のことを思いやる気持ちは持ちながらも、一定の距離は置く、踏み越えてはならない一線は守るつき合い、といった意味だ。

「どこへいくの」「何をしてるの」「私が手伝ってあげようか」「困っていると思って、これ持ってきてあげたよ」……といったことは、私は、よけいなお節介と考えている。相手から頼み事をされたら手も貸そうが、何もいってこないかぎりは、基本的には見て見ぬふりをする。それが人との「いい距離のとり方」だと考えているからだ。

頼まれなくても、気をきかせて手を貸してあげる……というつき合い方もあるだろうが、そういうことをやっていると、お互いにお互いをアテにするようになり、もたれ合いの関係ができあがる。そのうちに相手がやってくれるのが当たり前と思うようになり、お互いに「拒否しにくい関係」になり、その不自由さが重苦しい。

不自由な「ベタベタした関係」は、お互いにストレスになるだけなのだから、自由な「ヨソヨソしい関係」を大切にしたい……と思うのだ。

■優柔不断な相手……物事を思い通りにできるチャンス

物事を決められない人、優柔不断な人とつき合っていくのもイライラさせられる。だからといって、その人を一方的に悪者にして、ののしってはいけない。

というのも優柔不断な人に文句をいいながら、その人自身もたいてい優柔不断な性格を持っているからだ。「早く決めてよ、どうするのよ」というが、じつはその人も決められないでいる。

イライラする前に、自分の「こうしたい」という気持ちをいってみたらどうか。いや、こういうときこそ、自分の思い通りに物事を進めてしまうチャンスではないか。先手必勝、相手がウダウダやっているうちに、「それじゃあ、これでいくからね」と、鶴の一声。あとで文句をいわれても、「文句があるなら、どうしてあのときにいってくれなかったのよ」といえばよい。

そんなことしたら「傲慢な人」「自分勝手な人」に思われないか……と心配かもしれ

ないが、これは「いつも」というのではない。とりあえず一回、やってみることだ。ウダウダしている人につき合って、自分もウダウダしているから、ストレスがたまるのだ。こっちは、少々の図々しさで進めばストレスはなくなる。

■わかってくれない相手……人と人との大切なことを教えてくれる

自分としては精一杯の気を使って、その人のためを思ってがんばっているが、相手はさっぱり気づいてくれない。「ありがとう」のひとこともなく、「どうしてわかってくれないのよ、もう！」と、イライラしたことはないだろうか。

「私は、あなたが見ていないところで、ここまでしているんです！」と主張したところで「恩着せがましいヤツ」と思われるのがオチだから黙っているが、一方で何もいえないでいる「自分の無力ぶり」が腹立たしくもなる。「もう！　わかってよ」と叫びたくなっている。

しかし、こういうときこそ、冷静になって「人と人との関係」について学ぶべきことがある。「わかってもらえないこと」って、こんなに頭にくることなのか。そうか、それじゃあ私は、だれかに何かしてもらったときは、「ありがとう」とお礼をいうことにしよう、と。

この「ひとこと」がいえるかいえないかで、あなたの職場での立場は、だいぶ違うものになるはずだ。もちろん「いえる人」のほうがストレスも少なくてすむ。

この「ありがとう」の大切さがわかる人というのは、人に対して、これまで以上に、やさしく接するようにもなる。それまでは「なぜわかってくれないのか」と一方的に相手に文句をいっていただけなのに、

「いや、もしかしたら、自分も相手のことをわかっていなかったかもしれない。自分だけががんばっていたつもりだったけれども、相手は自分以上にがんばっていたのかもしれない」

と考えることができるようになる。

そこまで考えることができるようになって初めて、人を見る目がやさしくなり、人と人との関係が深くなるのであり、人に対してイライラすることもなくなるのである。

こんな「こまった人」との、ストレスを感じないつき合い方とは?

さて、職場の人間関係でイライラしないコツは、そんな相手とは「距離をとる」ことも大切だ。仕事では「一体になって動く」ことも大切だが、そんなときでも、心の中では、一定の距離を保っておくことで、ストレスもだいぶ薄まる。

■細かいことにうるさい相手……こちらのペースを崩されないように

会議で使う報告書はもう準備できたか、あれここに誤字がある、書類の並べ方がどうだ……と、いちいち口うるさい人が近くにいるとイライラさせられるものだ。とくに、それが上司のときは、身もすくむ思いだろう。

「次には、叱られないように注意しよう」と反省するのもいいが、だからといってあまり懸命にやっても意味はない。こちらがどんなにがんばっても、相手はそういう性格なのであり、「細かいことをいう」ことはやめないだろう。

ここはもう、「はい、今後気をつけます」と口では元気に答えておいて、あとはマイペースで仕事を進め、こちらのペースを乱されないように注意することだ。少々のストレスは引き受けるぐらいの気力を持つのがよい。

■「迷惑なのよ」という顔をする相手……事務的につき合っていく

露骨にであっても、それとなくであっても、人に迷惑そうな顔をされるのは気持ちのいいものではない。とくに理由も見当たらないときは、「何か気にさわるようなことでもいったただろうか。自分のやっていることが、何かじゃまになっているのだろうか」と気になり、そのこと自体、心の中にストレスがたまる。こういう相手とは「事務的につき合うこと」をおすすめする。

相手が、どんな表情をしようが無関心を装い、いうべきことをいって、やるべきことをやって、淡々とつき合っていくこと。ほんとうに、こちらが「迷惑なこと」をしているのなら、いずれ何かいってくるだろうから、待っていればいいし、もし「こんなことされたら迷惑なんだけど」といわれても、感情的にならず、「事務的な処理」をすることである。

■相手がだれであろうとも……ほめ合って、なごんだ雰囲気を作っていこう

「あの人には、こういう欠点がある」と気づいたときに、ストレートに指摘するのは、愚かな人のすることだ。

よく見かけるのが、「君のためを思っていうけれども」と前置きして、さも「いい人」ぶって欠点を指摘するわけだが、そのときの両者の緊張感はいかなるものか。いや、指摘する人は、いい気になって、相手を「下に見る」という快感を得ているのかもしれぬ。

欠点に注目するのではなく、「何かいいところはないか」と長所を探し、それを指摘するほうが人との関係はうまくいく。もし長所が見つからなくても、嘘でもいいから相手をほめるのがよい。嘘も方便、このぐらいの嘘は平気でつけるようにならないと、人と人との関係はうまくいかないのだ。

ほめられて喜ばない人はいない。また人の喜ぶ顔を見て、心がなごまない人はいない。だから、嘘であってもほめ合っているほうがいいのだ。

ただし、見え透いたお世辞はダメ、うまく嘘がいえるようになるだけの修練が必要だ。人と人とは「上手な嘘」でうまくいく。

■緊張してしまう相手……「緊張してます」と正直にいおう

前に出ると、なぜかすごく緊張する……というのは、異性、憧れの人、ずっと偉い人、外国の人、怖そうな人、年上の人、といったところで、その相手がリラックスしている姿を見ると、こちらはますますガチガチになってくるから不思議なものだ。

こういうさいには「緊張していること」を、むりに隠そうと思わないほうがいい。「隠したい」という心理が身も心もガチガチにし、よからぬことを口にしたり、非常識なふるまいをしたり、その不快感からよけいにギクシャクしたりして、結局、ストレスの種になることも多い。

まあ、「上手な嘘」の効用を述べたばかりだが、ときには正直に自分の気持ちをいったほうがいい場合もある。ここでは、「あなたの前に出ると、なんだか緊張しちゃって」といってみてはどうか。そういわれて相手は悪い気はしない。「かわいげがある人だ」と、好感を抱くこともあろう。

「緊張している」と正直に告白することによって、自分もスーッと心が軽くなる。緊張が解けて、お互いに「いい感じ」を持つことになる。こうなって初めて、「これからが楽しみ」な関係ができるということだ。

5章

「うつ」になったら仕事のことは忘れよう

うつ病では、心の症状よりも「痛い、だるい」が先に現れる

ストレスのことを述べるからには、やはり「うつ病」にも触れざるをえない。うつ病になる最大の要因は、なんといってもストレスなのだから。

うつ病は「心の風邪」といわれる。その意味は、いまやうつ病は珍しくはない、だれにでもなりえる病気なのだということ。しかし、クシャミが出たり熱っぽかったりしたときに「風邪かな」と思う人はいるが、体がだるくなったり、何をするにも面倒臭く感じられるようになったときに「うつ病かな」と疑う人はあまりいない。

うつ病の初期の症状というと、まずは慢性的な疲労感だ。特徴的なのは、

■朝起きたときの倦怠感がひどい。

■体がだるくて、洗面や着替えに時間がかかる。

■ふとんから出てこられないこともある。

■午前中いっぱい気分がすぐれない、午後から夕方にかけては少し楽になる。

これが、ふつうの健康的な疲労感と、うつにある人の疲労感の違いだ。朝は元気で、時間がたつにつれてだんだん疲れがたまっていくというのが、健康的な人の疲労感だろう。これが逆さまになっているのが、うつの特徴的な疲労感である。

そして、この背景には睡眠障害がある。

■寝つきが悪くなり、眠れたとしても夜中に何度も目が覚める。

それに合わせて、頭痛、肩凝り、腰痛、胃痛、食欲の減退、体重の減少、吐き気、動悸、めまい……といったさまざまな身体症状が現れる。

うつというと、たいていの人は無気力やネガティブな感情といった精神的な症状を思い浮かべてしまうのだろうが、実際のところは、このような「身体症状」が先に自覚される場合が多い。これが、うつが「心の風邪」といわれるくらいポピュラーな病気であるわりには、自分の症状を「うつ病かな」と疑う人が少ない理由でもある。

実際、疲労感や睡眠が浅くなる症状は「このごろ過労ぎみだから」とか「自分も、もう年だから」で片づけられることが多い。頭痛や肩凝りで病院にかかったとしても内科などの一般科のほうへいくことになる。もっと「うつ病かな」と疑ってほしいものだ。

多くの人が、「自分がうつ病」であることに気づかない

精神科の患者は、内科などの一般科からの紹介である場合が多い。しかも「これまでにいくつかの病院へいって、さまざまな検査を受けたのだが、これといった異常は出なかった。もしかしたら、これは精神的な問題なのではないかといわれて精神科で受診してみることにした」という人もいる。

頭痛や動悸といった身体症状がうつ病からくるものなのか、そうではなくて純粋に身体的な病気なのかの判断は、じつは専門家にもむずかしいところがある。

身体症状の背後に、うつ病が隠れている状態を「仮面うつ病」といっているが、これを判断するのは専門家でもむずかしいのだから、まして一般の人にとっては「もう年だから」と考えたり、内科などの一般科のほうへいったりしたとしても致し方ない。

しかし、だからこそいちおう「うつ病かな」と疑ってみることが大切になる。とくに

日頃から働き過ぎだという自覚がある人、ハードな仕事に従事している人などは、内科などの一般科へ通院するのと同時に、精神科への意識も持っておくことだ。

大きな病院の場合には、その医師が専門とする診療科についての検査は徹底的にやるが、専門外の病気については注意がゆき届かない場合もありがちだ。しかし患者のほうには、「ここは大きな病院で、立派な先生に診てもらっているのだから、精神科で受診する必要があるときは、先生のほうからいってくれるだろう」という思い込みがある。この医者側と、患者側の認識のギャップも、うつ病に気づくことが遅れる原因となる。

「仮面うつ病」の人の約三割が、自分がうつ病であることに気づかずに、そのまま過ごしてしまうというデータもある。また、うつ病がほかの病気と同じように早期発見が大事であり、早いうちに治療を始めるほうが回復も早いことを指摘しておこう。

最近はこういう誤解も少しずつ解かれてきたと思っているが、「うつなんて、しばらくすれば自然に治ってしまう」と軽く考えている人もまだまだ少なくない。

日本では自殺者が三万人を超えている。その半数以上がうつ病、あるいはうつ病が疑われる状態であることを考えると、うつ病はそれほど「安心していられる病気」ではないこともわかる。命を奪われることもありえる、ほっておくと怖い病気でもあるのだ。

うつ病にある「おっくう型」と「イライラ型」

うつ病には、ふたつのタイプがある。私は「おっくう型」「イライラ型」と呼んでいる。

「おっくう型」は、何をするのも面倒臭いといった感じになる。動作がノロノロとなり、話しかけても返事をしない。口数も減って、何にも興味をしめさなくなる。

このタイプは一気に病状が悪化するということはない。だんだんと症状が悪化して、また治療を始めても回復するのに時間がかかる。

「イライラ型」は文字通り、始終イライラするようになる。じっとしていられなくなり、立ったり座ったり、体を揺すったり、そこらを動きまわったりする。早口になり、文字を書かせると乱れ、殴り書きしているといった感じになるのだ。

これはいってみれば、その人がもともと持っている性格が、もっと極端な形になって現れるといっていい。「おっくう型」の人はうつになる以前から、もともと面倒臭がりのところがある人なのだ。同じように、「イライラ型」の人はストレスがかかると、すぐにイライラするところがむかしからあった。

そのために周りにいる人にとっては、その人の中でうつ病が発症していることに、なかなか気づくことができないということも起こる。本人にとっても、そうだ。「おっくう型」の人にイライラが、「イライラ型」の人に何をやるのもおっくうだといったように、自分の性格とは異質の正反対の症状が出てくれば、「最近、ちょっと私はオカシイのかも」と気づくのも早いだろうが、そうはならないのである。

したがって、もう少し症状が悪化してはっきりとした身体的症状、頭が痛くなるだとか、睡眠障害がはなはだしい、激しい動悸がとまらないといった症状が出てきてから、やっと「これはオカシイ」と気づくのが、よくあるパターンなのだ。

しかし身体的症状の異変からは、人の意識はその症状がある体のほうばかりに向き、精神のほうには向きにくいのは先に述べた通りだ。また精神的に「オカシイ」と思うことがあっても、「体の不調が、心のほうにも影響しているのだろう」と勘違いされることも少なくない。みなさんには、そういうことがあることを知っておいてもらうだけでも参考になるのではないか。

日常の生活の中で観察できる、うつ病の症状

ところで、どこかが痛いとか動悸がするといった症状は別にして、日常の生活の中でうつ病にはどのような症状が出るか、本人が自覚できるもの、また周りにいる人たちの目から気づくことができることを、ここで簡単にまとめておこう。

■うつな気分……なんとなく気分が晴れない、わけもなく涙が出そうになる、不安や絶望感が押し寄せてくる、何をやるのも面倒……そういった感情が連日続く。外から見ても表情が暗く、覇気がない。

■いら立ち……落ち着きがない。いても立ってもいられなくなる。ちょっとしたことで感情を荒らげる。人に激しくあたる。

■無気力……疲労感が強く、何かをやろうという気力が起こらない。何かとボンヤリしていることが多くなる。

■無関心……好奇心が減退し、何にも関心が持てなくなる。話しかけても、気のない返事。笑い話をしても、つまらなそうな顔をしている。

■緩慢化……何をやるのにも時間がかかるようになる。とくに、何でもないようなこと、起き上がること、歩いていくこと、洗面歯磨き、食事をとること、本や新聞を読むこと、といったことにとても時間がかかるようになる。

■能力の低下……考えがまとまらない。集中できない。物忘れをするようになる。決断できなくなる。いままでできていたことができなくなる。簡単な計算ができない。

■性欲の衰え……異性に関心が持てない、また性欲が起こらない。

■自責……自分に自信がなくなる。自分は生きる価値がないと思えてくる。自殺したくなる。劣等感が強くなる。

■妄想……自分がだれかから悪口をいわれているような気がしてくる。何か重い病気にかかっているように思えてくる。死期が間近に迫っているように思えてくる。

■食欲異常……食欲が落ち、やせる。または食欲が過剰になり太る。それをくりかえすようになることもある。

■睡眠障害……眠れなくなる。眠りが浅く、夜中何度も目が覚める。

うつ病の治療は、このように進んでいく

うつ病の治療についても、簡単に述べておくことにする。

どこが痛い、どこがだるいといった症状が、うつ病からくるものなのか、そうではないのか正しく判断するために、また体の病気からうつがくることもあるので、精神科のほうでも問診とともに最初にさまざまな内科的な検査を行う。血液検査や心電図、ＣＴスキャンなどだ。その上で具体的な治療に入る。

うつのように見えながら、じつはうつではない。心身症やノイローゼである場合もある。その場合は、治療の仕方も異なってくる。

さて、うつ病の治療の方法は、おもに四つだ。

まずは患者さんに十分な休養をとってもらうこと。これは、うつの原因が働き過ぎが原因であるような場合は、ともかくしばらくは会社へいくことをやめてもらうことだ。

精神的な負担となるものから、身を離すということ。私は、これを「現実逃避治療法」と呼んでいるが、静かな心落ち着ける環境に身を置くことである。

場合によっては入院してもらうことになる。だが最近は入院患者は減少傾向にあり、通院で十分であるケースが多い。入院が必要となるのは、自殺をしてしまう心配があるとき、または家庭に問題があるときなどである。

そして「薬物治療」と「認知療法」、それに「行動療法」だ。

うつ病の治療はふつう薬物治療から始める。ただ多かれ少なかれ患者さんにとっては、薬を飲むことに恐怖感があるようだ。これは致し方ないのだろう。うつ病の治療薬は風邪薬のようには一般的ではない。人格が変わってしまうのではないか、将来痴呆になってしまうのではないか、といった質問もよく受ける。これは、まったくの誤解である。

また薬物治療から始めるとはいっても、いきなりではない。事前に、検査の結果、治療の方針、使う薬に関すること、また通院間隔や回数、治療にどのくらいの期間が必要になるかなど十分に説明し、患者さんに納得してもらう。

患者さんとしても不安に思うところがあれば遠慮なくいってもらいたい。医師と患者さんの信頼関係がなければ、うつ病の治療はうまくいかないものなのだから。

うつ病は、家族とともに治していく病気である

病院での診察には、なるべく患者さんにご家族の方がつき添っていくほうがよい。ひとつには家族といっしょのほうが、患者さんも安心できる。

これまで受診したことがない病院へ初めていくのは、だれであっても緊張するものだ。それが精神科であれば、なおさらである。

もうひとつには治療を進めていく上で、家族の方にも知っておいてもらいたいことがいくつかあるからだ。たとえば患者さんとふだん、どのように接していくかということ。

1、「がんばってね、元気出してね、しっかりして」と励ますのは逆効果。何事もなかったように、少し離れたところからやさしく見守っていてあげる、といった態度で接するほうがいい。

2、休養中の日常生活のケア。家事や雑用などで患者さんに負担がかからないように、

家族の方々で手厚く面倒を見てあげることが大切。また、うつであるときは、自分でものを考えたり、ものを決めたりすることに、患者さんは通常以上の心理的な負担を感じてしまうものだ。ささいなことだと思うかもしれないが、「今日の晩ごはんの、おかずは何にする。何が食べたい？」という問いかけですら、当人にとっては強い心理的負担になる場合もある。何か尋ねるなら、「〜にしようか」といったふうに、相手が軽くうなずく程度で答えられる尋ね方がいい。

3、本人がやりたいようにさせてあげること。朝になっても、いつまでもベッドの中でグズグズしているといったことが、うつの患者さんにはよくあるが、そうしたいのであればそうさせてあげておくほうがいい。むりに何かを強いることは避けること。外出や運動も、本人からやる気を見せないかぎりむり強いしないほうがいい。

このほかにも、患者さんがちゃんと処方された薬を飲むように注意しておくこと。患者さんが自分の判断で、薬の服用をやめてしまうケースもままあるからだ。そうなると、よくなってきた症状をまた悪化させることにもなりかねない。また場合によっては、患者さんが自殺をしないように注意深く見守るのも、家族の重要な役割になる。

病院へくる前に、やっておいてもらいたいこと

ところで問診では、次のようなことを尋ねることになる。

■どういう症状があるのか。

■その症状は、いつ頃から出始めたのか。

■何が、きっかけだったと思うか。

■最近、身のまわりで起こった大きな変化や出来事はないか。

■家族構成と、家族との関係はどうか。

■生まれ育った環境、学歴、職歴など。

■過去の病歴。

■現在治療中の病気はあるか。飲んでいる薬は。

■酒やタバコはやるか。一日あたりの量は。

このさい、うつの患者さんは口が重く、的確な答えを十分に聞き取れない場合も多いので、その意味でもご家族がつき添ってきてもらうと助かる。できれば、あらかじめこのような質問に対してのメモを書いてきてもらうと、もっと診察がスムーズにいく。

ところで、これはごく基本的な情報収集であり、これによって患者さんの心の内部がどうなっているのかと探り出すものではない。というよりも医師としては、患者さんのほうから積極的に話してくる場合は別にして、最初からこちらから患者さんの「心の中」に触れることはしないものなのだ。その理由は、あまり性急に患者さんの個人的な心の問題、悩みや苦しみといったことを探り出そうとすると、かえって患者さんを不安にさせ病状を悪化させてしまうことがあるからだ。

ちなみに治療に、どのくらいの費用がかかるか気にされている方も多い。治療にはおおかた保険も適用されるから、まあほかの病気で病院にかかるのとそれほど大差はない。また精神科は「怖いところ」と漠然とした先入観を持っている人もいる。精神科の医者は、いたってやさしい温厚な性格の人が多いから、ご安心あれ。

精神科、神経科、心療内科、メンタルクリニック、どの科を受診すればいいのかと疑問を持つ人もいる。基本的には、どの科でも差し支えはない。

うつ病は治りにくい病気だが、必ず治る病気でもある

患者さんの、うつ病の治療薬に対する不安感はあんがい根強いものがある。治療の初期段階で、「できれば薬を使わずに治したいのですが」という相談もよく受ける。

軽いうつである場合、生活環境を変えるだけで改善が期待できる場合は薬を使わずに治療していく方法もあるが、しかしうつ病には薬を使うのが基本だ。

そのためには「うつ病は、病気なのだ」ということを理解してもらう必要がある。うつをわかりやすく理解してもらうため「心の風邪」「心の病気」といったりする。

患者さんたちも、そのような理解の仕方をしている人が多いのだろう。しかし、この「心の」といういい方には、誤解を招くところがあるのかもしれない。

「一時的に、精神的にちょっとまいっているだけ」という理解のされ方をされる場合もないわけではない。だから「薬を飲まなくても治るのではないか」という軽い気持ちも

出てくる。

たしかにうつ病が起こるメカニズムには解明できていない部分も残っているが、それは脳の中の神経伝達機能に何らかの異常が起こっている状態であることはわかっている。うつ病は、ちゃんとした病気なのだ。したがって、この神経伝達機能を改善するために、どうしても薬を飲んでもらう必要が出てくる。

うつ病は「必ず治る病気である」ことを理解してもらうのも大切だ。

というのも、うつ病の治療には、ある程度時間がかかる。改善するまで平均的には二、三か月、完全に良くなるまでには一、二年かかる人もいる。

また良くなったり悪くなったりをくりかえすのも、この病気の特徴だ。

「ああ、これで良くなった」と安心しているところで、急に症状が悪化する。「出口の見えないトンネルを進んでいるよう」というのは患者さんがしばしば口にする言葉だ。

こういう特徴があるために、患者さんとしては「ほんとうに治るんだろうか」と不安になってしまうのだ。そして、気持ちがあせって何度も転院したり、民間療法へ走る人もいる。

だから、こちらとしては「この病気は必ず治る」ということを一度だけではなく、何度も説明し、そのつどそのつど患者さんの不安感を取り払っていく必要がある。

うつ病の患者さんは、治療の途中で一度は自殺を考えるといわれている。自殺をさせないためにも、「必ず治るのだ」と信じてもらうことが大切なのだ。

薬のことについては、正しく理解しておいてもらいたい

■落ち込んだ気分や不安感を改善する。
■意欲や活力が出てくるのを促す。
■緊張、焦燥感をやわらげる。

以上のようなことが、うつ病の治療薬の効果だ。

しかし、この効果が出てくるのに多少時間がかかる。服用し始めてから十日前後で「多少良くなった気がする」程度の改善は見られるものの、はっきりと自覚できるまで効果が出てくるのは一か月から二か月後というのがふつうだ。

また治療薬の種類にはさまざまなものがあり、どの薬が患者さんにとってもっとも効果があるのか見極めるために、何度か薬の種類を変えてもらうこともある。

しかし薬の副作用は、服用し始めてからすぐに現れる。うつ病の治療薬には「副作用

がある」ことを事前に知っておいてもらうことも大切なことだ。

最近は以前に比べてずいぶん、いい薬が開発されて副作用は少なくなってきてはいる。しかし、まったくないわけではない。吐き気、食欲がなくなる、倦怠感、のどが渇く、不眠、眠気といった症状が出る。

この薬の効果よりも副作用が先に出てしまうことも、患者さんを不安にさせてしまう大きな要因だから、医師としてはよく説明して知っておいてもらう必要がある。ちなみにこの副作用は、薬の効果でうつが改善するにしたがってなくなっていく。

また、うつ病は「再発しやすい」ことも理解しておいてもらう必要がある。多少良くなったところで薬をやめてしまうと、また悪化する。したがって一、二か月で薬の効果は現れるものの、薬の服用は半年程度は続けてもらわなければならない。

「薬はなるべく飲みたくない。早くやめたい」だろうが、良くなって、薬をやめて、また悪くなって、といったことをしていると、それだけ完治するのは遅れる。

「飲み続けているうちに、やめられなくなるのでは」と不安を持つ人もいるが、うつ病の薬には常習性、依存性はないから安心してほしい。薬をやめるタイミングは、くれぐれも主治医の先生とよく相談した上でのことにしてもらいたい。

まず三か月間は、何よりも休養をとること

薬物治療とともに大切なのは「休養をとる」ことだ。

軽いうつならば薬物治療をしながら職場へ通うこともできるが、なるべくなら休職したほうがいい。しかも、ある程度長期間である。

薬物治療の効果が現れてから症状が安定するのに、個人差はあるが約三か月かかる。その間は職場へは出ないほうがいい。「早く治って、早く復帰したい」という気持ちはわかるのだが、あせることは禁物だ。

また三か月ほどたって、症状が改善し職場復帰するにしても、いきなりフルタイムで働くのはむりだ。うつ病は再発しやすい病気だから、むりなことをすると、またすぐに症状が悪化することになる。

最初のうちは午前中だけ、次は午後三時まで、残業はせずに定時まで、と徐々に職場

に心と体を慣らしていくのがいい。

また休養中には、人生にかかわるような大きな決断はしないほうがいい。うつのときは判断力がにぶっているから、とんでもない間違いをしやすいからだ。また決断を迫られることがストレスとなって、うつを悪化させることにもなる。本人もそうだが、家族もそういった決断を迫らないことだ。

「何もしない、何も考えない」というのが基本だ。

働き者の人には、何もしないで家でゴロゴロしていることに罪悪感を感じてしまう人もいるが、いまは何よりも病気を治すことが優先なのだと考えて、自分を責めるようなことはしないことだ。

ある程度症状が改善してきた段階では外に出て、軽く体を動かすようにしてもらう。体を動かすこと、外の世界に触れることは気持ちがいいことだということを味わってもらうためだ。

この気持ちいいという実感から、生きていく喜び、物事に関する好奇心を引き出すのが狙いで、これを行動療法といっている。

何もしないでいると強い不安感に襲われるという人もいるので、それを避ける意味もある。また、きたるべき職場復帰への予行演習にもなる。

ただしハードな運動はストレスになるから避けるほうがいい。

毎日の日課として、夕方家族につき添ってもらって散歩がてらスーパーへ買い物にいく、といった程度で十分だ。

「つき添ってもらって」というのは、うつにあるときは注意力が散漫になっているので、交通事故などに遭う危険性があるからだ。

ものの考え方の「歪み」を治していく

うつ病の患者さんは、ものの考え方、ものの受け止め方が非常に偏っている。健康的に生きている人から見ると「どうしてあんなに悪いほう、悪いほうへと受け取ってしまうのだろう」「もういい年齢なのに、まるで子供みたいなことをいっている」「もう少し柔軟になって、こちらのいうことにも耳を傾けてくれないかしら」と思えてくる。

家族の人などはイライラすることもあるだろうが、そのことを指摘して責めるようなことをいってはいけない。そのために苦しんでいるのは、本人にほかならないからだ。キツイことをいうと、患者さんはますます追い込まれることになってしまう。

私たちの間ではこれを「認知の歪み」といっているが、この歪みを矯正する治療方法が認知療法だ。

認知療法は行動療法と同様、薬物治療と休養によって症状がある程度改善されてきてから行われるのが一般的だ。ただしこれは薬物治療や行動療法よりもずっと時間がかかる。ふつうの人であっても、自分の性格や考え方を改めるのには時間がかかるものだ。うつの患者さんならば、なおさらのことである。

この認知療法については、とくに患者さんにつき添っている家族の人たちに知っておいてもらいたい。よく知っておいてもらって、おかしないい方になるかもしれないが、この治療法については専門家に任せておいてもらいたい。

たとえば、うつの患者さん特有の「認知の歪み」には、次のようなパターンがある。

■物事の悪い面ばかりに目を向けてしまう。被害者意識が強い。
■うまくいかないことは何事も「自分が悪かったから」と考えがち。
■ちょっとした失敗で、まるで世の中が終わるかのようなことをいい出す。
■非常に極端なものの考え方をする。何事であれ、白黒をはっきりさせたがる。
■まったく根拠がないことを、独断的に思い込む。思い込みが激しい。
■結論を急ぎ、「〜しなければならない」という考えに固執する。
■自分に「何をやってもダメな、ダメ人間」というレッテルを貼りたがる。
■感情的な言動が多く、自己嫌悪におちいりがち。

デイケアによって、仲間や友だちを作る

うつ病のある人が前項で述べたような、うつ病によく見られるような態度や言動を見せたときには、その人のそばにつき添っている家族は「うつ病には、こういうことがあるのね」と考えて、あとは見て見ぬふり、聞いて聞かないふりをするほうがいい。うつ病の人とのつき合い方のコツは、「ふだん通りに、ごくふつうに、何事もなかったように」である。

そこで「どうして、そういうことしかいえないのよ」だとか、「そんなことといってないで、もっとがんばってよ」「もっと前向きに考えなければ、ダメじゃないの」といったことをいうと、患者さんを心理的に追いつめ症状を悪化させる危険性がある。

家族の人も「早く立ち直ってほしい」と思っている。それは医者としても承知しているが、しかし、ことを急ぐのは禁物なのだ。

うつ病は治る病気だが、その回復の仕方は非常にゆっくりである。また良くなったり

悪くなったりということをくりかえす。これは先にも述べたことだが、患者さんのものの考え方、受け止め方の「歪み」を矯正する認知治療も、それに歩調を合わせてゆっくりゆっくり徐々に徐々に進めていくことが大切になる。

ここのところの按配は、この治療法を熟知した専門家がよくわかっている。担当医やカウンセラーのほうから、アドバイスを受けてほしい。

また「いったい何が不満なの」「どういう悩みがあるっていうの」といった言葉で、患者さんの心の奥にあるものへ立ち入ることも避けたほうがいい。

患者さんは自分の気持ちをはっきりといわないから、家族の人は、「いったいこの人の心の中で何が起こっているのか」と知りたくなるのは当然だが、むやみにこの領域に立ち入ろうとすると患者さんを混乱させ、これも症状を悪化させる危険がある。

ほかにデイケアという治療法もある。だいたい週に二日ほどの予定で、患者さん同士で集まってもらって、いっしょに卓球やレクリエーションをやってもらう。弁当を持って、ピクニックへいくこともある。私の病院では近くにサントリーの工場があるから、そこへ見学にいったりもする。仲間や友だちができることで安心感、また生きていく自信が生まれる。それによって、うつ症状が改善する。

もっと気軽に精神科を訪ねてみよう

むかし、精神科医になることを決めたときに、父の茂吉から「精神科医は医者であっても、人から感謝される医者ではない。感謝されざる医者だ。それでもいいのか」といわれたことがある。

まあ精神科医というのは一般的な存在ではなく、また偏見も多かった。どちらかというと「つき合いたい相手ではない」というのが、ふつうの人の正直な気持ちではなかったか。

しかし時代は変わった。ひとむかし前から考えれば、信じられないくらいポピュラーな存在になった。

よく船旅をするのだが、船に乗ると、私はたいへんな人気者になる。毎日のように色々な人が私のもとを訪ねてきて、引っ張りダコの状態だ。

まあ種を明かせば、私が精神科医を職業としているのだと知っていて「心の相談」にやってくるのだが。

しかも堂々と――。

以前であれば精神科医のもとへは、人目をはばかるようにしてコソコソといった様子できたものである。そういう時代と比べたら、いまは隔世の感がある。

もちろん、それはいいことだと思っている。それだけ精神科は、多くの人たちにとって気軽にいくことができる存在になったのだ。

だから私は、自分の子供が「精神科医になる」といい出したさいには、自分が父からいわれたようなことはいわなかった。

とはいっても精神科に対する理解は「まだまだだなあ」と感じることもある。

「もっと早く、ちょっと調子がおかしいなと感じられた段階で、気軽な気持ちで病院を訪ねてきてくれたなら、これほどむずかしいことにはならなかったのに」と思える患者さんも、いまだに多くいるからだ。

精神科というところは、まだまだ敷居が高く感じられているのかもしれない。「もっともっと気軽にこられるところにしなければ」、というわけだ。

心の病も、体の病と同じだ。早期発見、早期治療が肝心なのだ。

だが、なぜか病状が重い人ほど、病院にきたがらない。

いや「なぜか」、ではないのだ。その気持ちはわかる。私にしても、たとえば人間ドックへ入って体のチェックをしてもらおうかと思いつくのは、体の調子のいいときだ。体調がすぐれないときは、かえって気持ちが後退してしまう。「これは、たいへんなことですよ」といわれるのが怖いから。

だからこそ「ちょっと調子がおかしいな」という段階で、精神科を訪ねてもらいたい。「だいぶ調子が悪い」といったことになれば、ますます足が重たくなるだけなのだから。それで「だいじょうぶ、心配いりませんよ」と医者からいってもらえれば、安心できるではないか。

さて、精神科にいくのをためらっている人は、以下の項目から、「思いあたるフシがある」というものをチェックしていってもらいたい。

1、最近寝つきが悪い。眠れても、すぐに目が覚める…………………□
2、朝、体調が悪い。洗面や着替えに時間がかかる…………………□

3、食欲がない。あるいは過食ぎみである。食べるものが、おいしくない……□
4、酒量が増えた。しかし、おいしいと思って飲んでいるわけではない……□
5、肩や背中が凝る。なんとなく体がだるい……□
6、頭痛がするようになった。頭が重たい感じが始終する……□
7、めまいを起こすことがある。ときどき耳鳴りがする……□
8、静かにしているのに、動悸がしてくることがある……□
9、もの忘れをするようになった。簡単なことが思い出せない……□
10、気持ちがイライラする。何かに追いかけられているような感じ……□
11、集中できない。考えがまとまらないことがしばしばある……□
12、喜怒哀楽が激しくなった。ささいなことで気持ちが動揺する……□
13、人には悟られないようにしているが、内心漠然とした不安を感じている……□
14、趣味を以前のように楽しめなくなった。新聞やテレビも見る気がしない……□
15、ゆっくりした休みをもらいたいが、そうもしていられない……□
16、自分だけが苦労しているように感じる。周りの人は無責任だと思う……□
17、いいたいことはたくさんあるが、いい出せないでいることが多い……□

18、人が何を考えているかが気になる。人の顔色をうかがうようになった…………□
19、異性に興味を持てなくなった。人を愛する自信がない……………□
20、人とのつき合いが疲れる。ひとりでいたいと思うようになった…………□

この中からひとつでも「思いあたるフシがある」という人は、いちおうは自分に「ストレスがある」ことを疑っておくほうがいい。また、このままの生活を続けていくと、ストレスがふくらんでいってさらに色々な影響が出ることもある。それも心配しておくほうがいい。何か自分なりにストレス解消、気分転換になる方法を工夫してみることをおすすめする。

三つ以上「思いあたるフシがある」場合は、「そうとうお疲れ気味」という状態。残業はほどほどに、つき合いも控える、早めに家に帰ってゆっくりする、休日は文字通り「休む日」に、休日にまで仕事の予定を入れることはやめる、といった具体的な対処策が必要だ。

問題は、五つ以上の場合。これは要注意だ。また、ここのところ急に仕事が忙しくなったとか、人事異動があった、親しい人との別れがあった、家族が寝たきりになった、結婚出産といった生活環境の変化が最近あって、こういう症状が出てきている場合には、さらに要注意だ。できれば一度、専門家に相談したほうがいい。

自分の力で解決しようとは思わないこと。袋小路にはまり込むだけだから。

知らない街で道に迷ったときと同じで、自分の考えであっちだこっちだ考えていると、ますますわけのわからない方向へと進んでいってしまう。こういうときは、ともかく近くにいる人に道を尋ねたほうがいい。

精神科医やカウンセラーといった、専門知識を持った第三者からアドバイスを受けることによって精神的に安心することもできるし、またいまの状態から抜け出すのも早いのである。

天気のいい日には、散歩をしたくなる理由

自殺をした人の脳を調べたところ、セロトニンが極端に減っていた……と、こんな報告がある。このセロトニンという物質は何かというと神経伝達物質のひとつで、精神を安定させ、気持ちをおだやかにする働きがある。甘いものを食べると、ほっとする、幸せな気持ちになる、という人は多い。たしかに甘いものはストレス解消にいい。栄養素としてみても糖質には、神経伝達物質のセロトニンの分泌を促す働きがあり、精神的に、心地よい感情をもたらしてくれる作用がある。これが不足すれば、当然のことながら気持ちが落ち込みやすく、悲観的な感情にかられやすくなる。

うつ病の治療薬としても、このセロトニン系のものがよく用いられる。ところで軽いうつ気分、ちょっとした落ち込み気分といったものなら、薬を飲まなくても十分に脳の中にセロトニンを増やすことができる。

天気のいい日に外に出て、日光を浴びながら運動をする……運動といっても散歩程度のもので、それだけでもセロトニンが分泌されて、気分が持ち上がってくる。

わが知人は、天気のいい日にはちょっと早く家を出て、ふだんはバスに乗っていく道を歩いて駅までいき、通勤電車に乗るという。たとえば、そんなことでもいいのだ。天気のいい日に外を、少し長い時間歩くこと。そういう習慣を持っておくだけでも、日々のストレスはかなり軽減される。

私も若い頃から健康のためを思い、またストレス解消のためにと色々体を動かすことをやってきたが、歩くことに勝る運動はないように思う。第一に、面倒がない。むかしスポーツクラブへ入会したこともあったのだが、わざわざスポーツシャツに着替えて、車を運転してということになると、面倒臭さが先に立つこともある。

その点、歩くことはいい。ちょっと時間が空いたときに、普段着のまま、会社員なら背広を着たままでもできる。小一時間も歩けばそうとう、いい運動になる。面倒ではないから、長続きもする。お金もかからない。

ただし気持ちがひどく落ち込んでいるときは注意力も散漫になっている。交通事故などに遭わないように、要注意だ。

植物系とのつき合いで、心はオープンになる

木の葉や幹から放たれるフィトンチッドという芳香物質は副交感神経に作用して、気持ちを安らかにし、心配事から心を解放し、ストレスを解消させる働きがある。

都会のまん中で生活している人にとっては森林浴といってても環境的にむずかしい面があるかもしれないが、樹木のたくさん茂った公園、神社やお寺といった場所に身を置くだけでも十分な効果はある。職場近くのそういう場所を昼休みや、ちょっと時間が空いたときの散歩コースとしておけばよい。

最近は、朝から晩までパソコンとにらめっこをしている人も多い。そういう仕事の人にこそ、木々に触れ合う習慣を持ってもらいたい。

梢の間から空を眺めたり、葉を揺らす風の音、小鳥のさえずる声に耳を傾けたりする……など、五感が刺激されることによって、パソコン画面とにらみ合って硬くなってい

た心が柔らかくなっていく。

緑に目をやることは、疲れた目を休ませる効果もある。テクノストレスで食欲がなくなるという人もいるが、木の香りは食欲を増進する効果もある。

ガーデニングでストレス解消をしている人もいる。ガーデニングも森林浴と同じような精神安定効果があり、また生き物を自分の手を使って世話したり育てたりすることも、大きな心の安らぎにつながるようだ。

土を掘り返したり肥料を運んだりするのは、けっこういい運動にもなるものだ。手や足を使うだけではなく、頭も使う。

冬場はどのような管理をすればいいのか、春に花つきをよくするにはどうするか、本を読んだり園芸店の人に話を聞いたりすることは、知的労働でもある。

私も、散歩の途中で道端に落ちている木の実を拾って、自分の家の庭へ埋めたことがあった。それからどんな植物の芽が生え出すのかなんとも楽しみになった。

大島に旅行したときに拾った椿の種が、自分の家の庭で何年か後に花をつけたときには、大島旅行をなつかしく思い出したものだ。

今でも花を見るたびに思い出す。そんな気持ちがストレス解消の土壌になっているようにも思う。それは単なる「椿」ではなく、私がその来歴を知っているからこその効果もあるのだろう。

　ある人は朝早く起きて、まずガーデニングをやり、植物や花に触れることから一日を始めるという。起床してすぐに明るい日光を浴びることで、目覚めもスッキリとする。出社前のガーデニングで快調なのだそうだ。

落ち込んでいるときは、暗い音楽を聴く

心の疲れをとるために、あるいは落ち込んだ気持ちを元気づけようと激しい音楽を聴く人もいるが、これは逆効果だ。

たとえば、うつの患者さんにいってはいけない言葉の代表は、「がんばって」「元気出してよ」だ。患者さんは人にいわれるまでもなく、自分が一番「がんばりたい」「元気を出したい」のに、どうしても「がんばれない」「元気が出ない」から、つらいのである。患者さんは、ますます気持ちを落ち込ませてしまう危険もある。

激しい音楽も、これと同じようなものだ。あまりに元気のいい音楽は、ますます落ち込ませることにもなりかねない。むしろ、落ち込んでいるときは暗い音楽、悲しい気分のときは涙の出そうな音楽を聴くこと。これが、癒しとなる。

心理学で「同質の原理」というが、その音楽が、自分の気持ちをそのまま代弁してく

れているように思えてくることによって癒される。

音楽に感動するとき、人はだれでも「これは自分のためだけに作曲された音楽だと思っている」といったのは哲学者のニーチェである。

長嶋茂雄さんは、寝る前によくクラシック音楽を聴くそうだ。美しいメロディーはリラックス効果が高いから、眠りにスムーズに入っていけるのだろう。

音楽は「聴く」だけのものではなく「歌う」もの、「演奏する」ものでもある。これらも心身の健康のためにはいい。

最近は、痴呆症の治療の一環として音楽療法を取り入れている医療機関もある。お年寄りたちが若かった頃に流行していた音楽を歌ったり演奏したりすることで脳が活性化され、軽い痴呆であれば改善する効果があるという。

ほかにもワインや日本酒を寝かせるさいにバッハやモーツァルトを流したら酒の味がまろやかになったとか、乳牛に音楽を聴かせたら乳の出がよくなったなどという話もある。「音楽の力」というものには計り知れないものがありそうだ。

6章

なぜ「非まじめな人」ほど、仕事ができるのか

「いいかげん主義」で、胸を張って生きる

いいかげんにやっても大丈夫……というと、「いいかげんなことをいうな」と叱られそうだが、これがストレス社会を生き抜くための、もっとも必要なる知恵である。私は、そう確信する。

私の「いいかげん主義」のモットーを列挙しておこう。

■勝手な人の期待を、見事に裏切ることのできる人になろう。

■はたさなければならない義務や責任をはたすことができなくても、あっけらかんとしていられる人になろう。

■立場やメンツなど、いつだって捨てられる人になろう。

さて、私がこういうのも、周囲からの期待や、義務感や、責任感や、立場やメンツといったものが大きなストレスとなって、身動きができなくなっている人をたくさん知っ

ているからだ。

そういうものをすべて捨て去って、自分を解放してやることができれば、もっと楽な気持ちで活動できるのに……とわかっていながらも、現実には、「捨て去る」ことができない。その勇気がない。

「いいかげんにやっていく」ことができない。だからプレッシャーやストレスから自分自身を解放してやることもできない。

ストレス性の疾患で私のところへやってくる人たちは、よかれあしかれ、まじめな人たちばかりだ。いや、根が生まじめな人だ。優秀で能力があり、仕事もがんばる。忙しいこと面倒なことをあれこれ任されて、それでなくても過重なストレスがのしかかっているのに、心の中にある不平不満を口に出すこともなく、もくもくと働き、仕事をやり遂げる。

ほんとうは「自分にやりこなしていけるのかしら」と不安な気持ちでいっぱいなのに、その生まじめさが仇《あだ》となって、人の前では「だいじょうぶです。お任せください」と答え、「答えたからにはやらなければならない」と自分を追い込み、ストレスに苦しみながら、一定の成果を獲得する……それは自分の心や体をギリギリと絞るようなストレスとの闘いでもあろう。

このままの調子でやっていけば、たしかに大きな成果を得られるかもしれないが、同時に、ストレスは雪だるま式にふくらみ、いつかどこかで「やっぱりむりがたたってしまったのか」と後悔するときが必ずやってくる。自分の健康と引き換えに何かを得たとしても、結局、それは「割に合わない」のではないのか。

肩書きに縛られていると、「昇進うつ」「荷降ろしうつ」になる

私の「いいかげん主義」が意味するところは、「もっと楽な気持ちで、もっと柔らかく」……ということ。

たとえば環境の変化も、人にとっては大きなストレスである。

就職、人事異動、配置転換、昇進や栄転……は、一見喜ばしいことだが、実際にはそうとばかりはいえない。

精神科には「昇進うつ」という言葉もある。出世して、新しく就く立場のプレッシャーから自分がつぶされ、いわば自滅してしまうケースも多い。女性にとっては結婚や出産も大きな環境の変化であり、それがきっかけで心身の健康を崩す人もいる。ストレスの取り扱い方を誤ると、幸福から不幸へは一気である。

とくに、「こうあるべきだ」「こうあらねばならない」という意識が強過ぎる人は、こ

のパターンに入りやすいから要注意だ。

「部長として、こうあらねばならぬ。こうあらねば、部長ではない」

「妻として、母として、こうあらねば失格だわ」

……しかし現実には、いくら「こうあらねばならない」と強く思っていても「そうはならない」ところが必ず現れてくる。

そこで、「オレも、まだまだだなあ」「私って、ダメねえ」と笑って、心の中でケリをつけることができるのが「いいかげん主義」の人で、ストレスもそれほどではない。

ところが、「生まじめ主義」な人はそれができずに、自分の思いと現実のギャップの間で悩み苦しむ。それがストレスとなって、少しずつ「いばらの道」に入る……これは生まじめな人がおちいる、ひとつのパターンだ。

さらに、どうにかこうにか部長としての役割を、妻や母としての役割をはたしおおせたとしても、今度は「荷降ろしうつ」が待っている。

これは、うつ病の一種で、定年退職、子供が自立して親元を離れるのをきっかけに現れやすく、「こうあらねばならない」役割をやり終えてほっとした後で、次に自分が何を生きがいにしていけばいいのかわからなくなる。これまで背負っていたものを失い、その喪失感から気持ちがふさぎ込む……というパターンだ。

部長、妻や母親、そんな肩書きに縛られてはならない。自分の肩書きに縛られて、「こうあらねばならない」と考えるのではなく、「もっと楽な気持ちで、もっと柔らかく」考えることができるのも、よけいなストレスから身を守るコツなのだ。

「逃げ道」をたくさん作り、自分をリリースせよ！

「木、強ければ折れやすし」というが人間も同じで、「こうあるべきだ」「こうあらねばならない」という考えに凝り固まってガチガチになっていると、何かの拍子にポキンと折れてしまうことになる。「固い」というのは、「脆《もろ》さ」を内蔵している。

柳の枝は、どんな強風が吹こうが、それこそ「どこ吹く風」だ。逆らわず、身を受け流し、柔らかく応対するから折れることはない。これこそ真に「強い」ということ。

上司から叱られようが、同僚から文句をいわれようが、仕事の「失敗や困難」に直面しようが、さらりと「受け流す」ことのできる気持ちの柔軟さが、「自分を守る」ということになろう。ここで、深刻になって苦悩する人は、固い人であり、脆い人である。「こうあるべき」「こうあらねばならない」という考えと現実のギャップを埋められないから深刻にならざるをえない……そんな構図になっている。

どんなことについても、「べき」「ねばならない」と考えるのは危険である。それだけ「固い」ということであり、自分の発想の広がり、考え方の自由自在さを自分の手で阻んでいるようにも見える。もっと「世の中、何でもあり」というぐらいの融通無碍な立場を自らに与えてもいいではないか。自分をリリースせよ！

さて、ここでいいたいことは、仕事に一生懸命になるのもいいが、個人的な楽しみに没頭できる時間も持っておこう……ということ。そういう趣味や楽しみがあることによって、何かのトラブルに直面したときでも、心の「逃げ道」ができる。これが「柳の強さ」に通じ、「自分を守る」ことになる。

「逃げ道」のない人は、結局、「逃げないぞ、負けないぞ」と突っ張ることしか手段がなく、ついには強風でポキリとやられてしまう。

人との関係においても、色々な分野の人と幅広くつき合っていくことが、イザというときの「逃げ道」となる。職場でイヤなことがあったときに、まったく仕事とは関係のない人脈の中に自分を置くことによって、たまったストレスがうまく逃げていってくれる。こういう逃げ道がたくさんある人ほど、ストレスとのつき合い方もうまい。「べき」「ねばならない」の人は、一見、強そうだが、すぐに折れる。そういうことだ。

仕事にのめり込む人ほど、ストレスに飲み込まれる

あなたは、仕事で失敗して「取り返しのつかないことをしてしまった」と、顔が青ざめたことはないだろうか。

じつは、これも生まじめな人がおちいりやすい罠で、ちょっとした失敗をすると、心にゆとりがなくなって頭は真白になり、先のことが考えられなくなる。実際には、大きな失敗でもないのに、だ。

同じように、「いま波に乗っている。絶好調だ」というときにも、生まじめな人は、この罠におちいりやすい。

働き者で、がんばり屋だから、仕事もうまくいき、出世もし、イケイケドンドンとのめり込んでいく。その矢先の「だれでもするような小さな失敗」。しかしこれで、生まじめな人ほどガクンときてしまう。

生まじめな人というのは、うまくいけばいくほど、のめり込み、そのために視野がせまくなり、柔軟なものの見方が失われる……それはとりもなおさず「ストレスに弱くなる」ということだ。そのために、小さな失敗なのに自分を責め、この世の終わりかというほど深刻に悩む。そういうパターンに入りやすい。

いいかげんな人も、うまくいったときには勢いに乗って「もっとうまくいくように、がんばる」のだろうが、しかし「のめり込むレベル」のところまではいかない。それがいいのだ。途中で失敗しても、「まあ、いいや。ほかにもやれることはあるだろう」と発想の転換ができる。もっといいかげんな人ならば、「ここのところ忙しかったからなあ。ちょうどいい、これで骨休めができる。せっかくだから、この機会にゆっくり英気を養って、それからまたがんばることとするか」といったところだ。この「長い目」で人生を考えているところに、いいかげんな人の心のゆとりが見える。

前へ前へと突き進んでいた人が、道端の石につまずいて転ぶ。このときに、自分を責め、くよくよと過ごすのか、それとも「いい骨休めの時間ができた」と思って過ごすのか。どちらが「将来のある生き方」だろうか……「ストレスとどのようにつき合うか」は、人生の一大事ともいえる。

朝の「何もしたくない」は、うつ病？

何もする気がしない。働くのもイヤだ、人に会うのもイヤだ、歯を磨くのも面倒臭い、化粧をするのも面倒だ、玄関の郵便受けから新聞をとってくる気力さえない。何もしないで、ただボーッとしていたい。

これは、そうとうストレスがたまっている人の症状だ。「何もしたくない」病とでもいおうか。

こういうときには、いいかげん主義の人は、今日は会社を休もうと思い、会社には「今日、風邪ぎみで…コホン」と電話をし、「まあたいへん、お大事に！」と同情され、あとは家で堂々と何もしないでいる。これが正しい対処法だ。

ところが、ほとんどの人は自分の気持ちに逆らって、「怠けてなんていられない」と自分に鞭打って、重い体を引きずって職場へ出かけていく。こんな人が、たまりにたまっているストレスを、ますます重苦しいものにしていく。

ちなみに、「何もしたくない」病が出るのが夜であれば、「ああ今日はもう疲れた。風呂にも入らないで、メシも食べないで、今日はもう寝よう」となり、まだいい。

注意しなければならないのは、これが朝出るようになったときで、「歯を磨くのも、化粧をするのも面倒、玄関の郵便受けから新聞をとってくる気力さえない」というのは、うつ病によく見られる、特徴的な症状だ。

思いあたるフシがある人は早いうちに、ぜひ専門医へ。そのために会社を休むことは、私が許そう。上司が許さなくても、私が許す。

ここで「精神科へいく」といって、よけいな誤解を招きたくないという人は、「お腹が痛い」でも「めまいがする」でもいいではないか。嘘をついて会社を休むことも、私が許可しよう。

朝、目を覚ましてから「何もしたくない」病が出るのは、あなたが考えているほど「軽い症状」ではない。うつ病も、かなり進行しているかもしれぬ。要注意だ。

ストレスから逃げろ！「病気」は賢く、「人間」は愚か

「逃げるんじゃない。なぜ立ち向かっていこうとしないんだ」と、だれかに叱られたという経験はないだろうか。そのとき、あなたはどうしただろうか。

「逃げる」というのは、マイナスの印象がつきまとう。それに比べて「立ち向かう」という言葉には心を奮い立たせる力がある。しかし……こういうときは、「いや私は逃げる。立ち向かっていくよりも、逃げるほうが先だ」といい返すのが正しい。

「逃げる」というと、私には思い出すことがある。古い話で恐縮だが、この前の戦争中、千葉県の市川に陸軍病院があり、私は軍医として勤務していた。

病院の近くには高射砲陣地があり、その陣地からある日突然ひとりの兵隊が姿を消して大騒ぎになった。七日後に少し離れた松林の中で保護されて病院へ送られてきたのだが、その七日間、自分がどこで何をしていたのかまったく覚えていないという。

兵隊は嘘をいったわけではなく、ほんとうに記憶がなくなっていた。これは医学的にいえば「ヒステリー」。ヒステリーも極端になると、記憶喪失を起こすことがある。

その頃はもうアメリカの爆撃機や戦闘機が日本の上空にもやってきていたから、高射砲陣地などは格好の標的にされる。しかし、そこは軍隊なのだから、逃げ出すわけにもいかない。その恐怖心から、ついにヒステリーを引き起こしたのだ。

「逃げる」ことが許されない状況で、大きなストレスに見舞われると、人はどうなってしまうか……と考えるとき、私はいつも、この事件を思い出す。

ヒステリーを「疾病への逃げ込み」と定義したのは、かのフロイトだ。つまり「逃げることが許される状況」を、自分で無意識的に作り出しているわけだ。

私は、「人間」よりも「病気」のほうが賢いのではないかと思うことがある。「これ以上はストレスに耐えられない」という地点を知っていて、そこを越せば、上手に「病気」という名の逃げ道を作ってくれるのだから。

むりをして「私は逃げない」と強がっている「人間」のほうが愚かなのではないか？

「逃げる」ということは、けっして弱いことの証しではない。恥ずかしいことでもない。ストレスから逃げようとするのは、賢さの証しであり、人生を豊かにするのだ。

「いい人」であることと引き換えに、ストレスをためている

もっとエゴイストになれ……といってみたい。実際、あなたは、だれからも「いい人」といわれている人を見て、どういう感想を持つだろうか。

顔はニコニコだが心はドロドロ、いいたいことがあっても「口は災いの元」とばかりに何もいわず、不愉快なことには忍耐力を発揮してジッとがまん……しかし、「いい人」をよくよく見てみれば、目尻がピクピクと引きつっていることも多い。これは、そうとうストレスをため込んでいる証拠だ。

それに比べて、わがままな人、やりたい放題の人、マイペースな人の、なんと元気はつらつとしていることか。

わがまま、自己顕示欲が強い、派手好き、見栄っ張り、好き嫌いが激しい、負けず嫌い、嫉妬心が強い……こういってくると、まるで「嫌われる人ベスト10」のように聞こ

えてくるかもしれないが、よく考えてみれば、こういう性格は、あなたにもあるはずだ。あなただけではなく、人間の本質的な性格でもあるのだ。

人と円満につき合い、社会と折り合っていくには、自分の中にある、こういう「エゴイスティック」な部分をうまくオブラートに包んでいく必要もあるが、それを完全に「無」にすることはできない。

だから、エゴイズムを消し去って、「いい人」でいるほうがずっと不自然なことになる。エゴイストでいるほうが自然なことなのだ。

「いい人」でいることが、ストレスがたまる理由はここにある。むりを重ねて不自然なことをやろうとしているのだから、

「自分のことより、あなたのことが心配だわ」

「みんなが幸せになるんだったら、オレはどうなってもいいんだ」

「私はいいのよ、あなたの好きなようにしてくれれば。気にしないで」

「悪いことをしたって。そんなことはいわないでくれよ。オレは、何とも思っていないんだから」

……と、自分の心に裏腹なことをいうたびに、その人の心にはストレスがたまってい

く。もちろん、これが本心ということもあるだろうが、「いつも本心」というのでは、表情も、少しずつ歪んでいくに違いない。

もう、「いい人」でいなくもいいではないか。「いい人である」のはやめよう。

「あなたのことより、自分のことが心配だわ」

「オレが幸せになるんだったら、みんながどうなってもいいんだ」

「あなたはどうでもいいのよ。私の好きなようにさせてもらうから……」

「君は悪いことをしたんだから、ちゃんと謝れよ」

……口に出していってみたら、もっと心はスーッとします。お試しあれ。

「人のこと」が気になる人は、理想のエゴイストを目指せ

上司が何を考えているのか、同僚がどう感じているのか……そういう不安は、ストレスを招く。

とくに保身の心理、人から嫌われたくない、仲間はずれにされたくない、地位や立場を守りたい……といった思いがあるときには、その傾向が強くなる。職場での人間関係において、もっともストレスが強くなる状況というのは、ある人との信頼関係が崩れていくときではないかと思う。信頼していた人がよそよそしくなり、その人を疑い始める……そういうときの心のストレスというのはなかなか払えないものだ。

こんなことになるなら、初めから「人のこと」には目もやらず、自分がやりたいようにやっていくほうが、人間にとってはずっと幸せだ……と思いたくもなろう。人との関係でごちゃごちゃしたくない、と。さて、そのためには、これもいい意味でのエゴイズ

ムを持っておくことが必要ではないかと思う。

これを発揮すれば、たしかに人との衝突を引き起こしかねない。しかし、この点を注意しつつうまくコントロールする力がつけば、人生を幸せなものにする要素も持っている。

それに実際の話、いつも人のことを気にしてキリキリしている人から見れば割り切れない話だろうが、気分屋で、人のことなど気にしていないように思えるエゴイストのほうが、職場の人たちからは面白がられ、何かと声をかけられ、人気もある。生まじめな人から見れば、ここのところが、どうにも釈然としない。

上司が何を考えているのか、同僚がどう感じているのか……が、気になるのであろうか、生まじめな人ほど知らず知らずのうちに相手の心の中を探るような目つきになっているものだ。これでは、「職場の人気者」には、なかなかなれない。

実際、まじめな人同士では、お互いを気にして、腹を探り合うようなつき合いになり、お互いに少しずつ疲れ、幸せにはなれないといったケースもあろう。

それよりもいっそ、お互いに、やりたいようにやり、エゴイストぶりを発揮したほうが、いい展開が望めそうだ。マイペースでやっていけるから気が楽という形の「好ましい関係」もあろう。

人の心の中を「どうしても考え過ぎてしまう」という人は、日記をつけてみるといい。まあ、手帳の端にメモ書きをするのでもいい。Aさんはこのように考えているようだ、Bさんは怒っているのかも、Cさんは落ち込んじゃったかな、Dさんは何を考えているかわからない……といったように。

書く、文字にするということで、心の中はずいぶん整理できるものだ。これにつけ加えて、Bさんは怒っているのかもしれないから明日は謝ろう、Cさんは落ち込んでいるようだから明日はフォローしておこう……と具体的な対策も書いておくともっとよい。それだけで安心できるし、考え「過ぎて」しまうのを避けられるのだ。

「考え過ぎ」というのは、心の中に不安があるからである。不安が不安を呼び、ついつい「考え過ぎ」になる。書くことによって、心が安定すれば、「過ぎる」ことはなくなるのである。

「人生は実験のくりかえし」と心得よ！

エジソンが白熱電球を開発したさいのこと。発光素材を何にするかで、何百回と実験をくりかえし、その末にようやく、京都の竹を使って実験し、成功したということだ。

ここでいいたいことは、エジソンは白熱電球の実験に何百回と失敗しても、耐えられないほどのストレスとはならなかった、ということである。

そして、あらためて提案したいことは、「人生、何事も実験だと思えばよい」ということだ。

たとえ挫折したときでも、「これは実験に失敗しただけ。次は別の方法でやってみよう」と思えば、これで大きなストレスにはならない。

上司から叱られたときには、「ああ、このやり方では失敗した。別の仕事のやり方で実験してみよう」と思えば、ストレスもだいぶやわらぐ。

能天気なことをいっていると思うだろうが、さにあらず。「これは実験だ」と思うことによって、失敗してもその場に止まってクヨクヨするのではなく、「次の実験方法はどうしようか」と頭が切り替わるのである。これで、よけいなストレスを感じなくてすむ。

大切なのは、失敗で「落ち込まない癖」を作ることだ。「失敗した」からといって、その場で落ち込んだり、クヨクヨしたり、めげたりするのではなく、要は、「それなら次は、こんな実験をしてみよう」と考える……そういう習慣を持つことだ。

心に、そういう癖がついてしまえば、どんなことが起ころうとも、ストレスによって自滅することは避けられる。むしろ、「次の実験」が愉しみで、心が躍るではないか。

エジソンは、そういう心の癖、心の習慣を持っていた人だったのだろう。

より「いいかげん」に！

元気な「いいかげん」のススメ

生まじめな人に、「もっと不まじめになれ」といっても、すぐにはできまい。それは、不まじめな人に「もっと生まじめになれ」といっても、すぐにはできないのと同じだ。

そこでおすすめしたいのは、「非まじめ」で、まじめさの中にも、積極的に「いいかげんさ」を取り入れていこうということだ。

初めは、八割はまじめに、あとの二割は、いいかげん……ぐらいがいいだろう。

仕事にしても、家事や子育てにしても、八十パーセントの力でがんばる。それで、できないところは「よし、あとの二十パーセントの力も使ってやり遂げよう」と考えるのではなく、「できないところは、だれかに手伝ってもらおう」と考えるのが正しいのである。

自分にある力を、最後のひと絞りまでがんばるのではなく、八割方がんばったら、「こ

れるということだ。

のへんで十分だ。もう、休もう」と考える。これが「いいかげんさ」を積極的に取り入

八回うまくいったときは、二回は失敗。八回思い通りにいったときは、二回ほど思いのままにならないことも経験しておこう。連戦連勝はよろしくない。その理由は、知らず知らずのうちに次も勝たなければならないという気持ちになるからで、これは、生まじめな人に逆もどりするということだ。八回勝ったら、二回負けてみること。

時間の過ごし方も、八時間働くとしたら、二時間は仕事以外のことで遊ぶことにしてほしい。遊ぶ時間がまったくないほど働くというのは、間違った生き方だ。

人とのつき合いも、職場の仲間と八回飲みにいったときは、あとの二回は仕事以外の友人と飲みにいくこと。年賀状は八割は仕事の関係者、しかし二割は趣味の友だち。

仕事の話を八回したら、仕事以外の話を二回。仕事の話しかしない人にはならないこと。「仕事をするしか能がない」と評されては心外であろう。

前向きな言葉を八回口に出したときは、グチを二回。

人生八十パーセントの「まじめ主義」、人生二十パーセントの「いいかげん主義」といったところから始めてみてはいかがか。これで、ゆとりが生まれる。そのゆとりが、

ストレスの緩衝材になってくれるのだ。これに慣れたら、少しずつ「いいかげん主義」を膨らませてゆくことだ。

人が「いいかげん」であることを軽蔑してはいけない。

自分が「いいかげん」になることを怖がってもいけない。

自分の中に「いいかげん」を取り入れようとする積極性を持ってほしいものだ。より「いいかげん」に、もっと「いいかげん」に！

そういう気持ちでいても、あなたの将来はだいじょうぶだ。いや、そういう気持ちでいることによって、あなたの「これから」は、前向きになるのだ。

斎藤茂太《さいとうしげた》

斎藤病院院長として精神医療に取り組み、「心の安らぎコンサルタント」をつとめる一方、著述活動も精力的にこなす。日本旅行作家協会会長、日本ペンクラブ理事など多方面で活躍。
『心の「立ち直り」の上手い人下手な人』『「なぜか人の心に残る人」の共通点』『「断わる力」を身につける！』『人生に大切な「たったこれだけの習慣」私の方法』『「ゆっくり力」ですべてがうまくいく』(小社刊)などは〈心の本〉の定番として、広く読みつがれている。

「職場《しょくば》ストレス」「仕事《しごと》うつ」に強《つよ》くなる

2007年8月1日　初版第1刷発行

著者………斎藤茂太　

企画・編集………株式会社波乗社

装丁………波乗社装丁室

発行者………大谷松雄
発行所………株式会社新講社
http://www. shinkosha-jp. com
〒102-0072　東京都千代田区飯田橋4-4-9-410
電話(03)3234-2393・FAX(03)3234-2392
振替・00170-6-615246

印刷所………萩原印刷株式会社

乱丁・落丁本はお取替えいたします。
定価はカバーに表示してあります。

ISBN978-4-86081-163-1　Printed in Japan.